医学护理基础与技术应用

刘芳静　冯丽颜　李永英
魏见娣　滕俊萍　吴燕荣　主编

U0254002

上海科学技术文献出版社
Shanghai Scientific and Technological Literature Press

图书在版编目(CIP)数据

医学护理基础与技术应用 / 刘芳静等主编. — 上
海: 上海科学技术文献出版社, 2024.
ISBN 978-7-5439-9085-2

Ⅰ. R47

中国国家版本馆 CIP 数据核字第 2024CZ6052 号

责任编辑:付婷婷
封面设计:崔爱红

医学护理基础与技术应用

YIXUE HULI JICHU YU JISHU YINGYONG

刘芳静　冯丽颜　李永英　魏见娣　滕俊萍　吴燕荣　主编
出版发行:上海科学技术文献出版社
地　　址:上海市淮海中路 1329 号 4 楼
邮政编码:200031
经　　销:全国新华书店
印　　刷:江苏图美云印刷科技有限公司
开　　本:787mm×1092mm　1/16
印　　张:7.625
字　　数:183 000
版　　次:2024 年 6 月第 1 版　2024 年 6 月第 1 次印刷
书　　号:ISBN 978-7-5439-9085-2
定　　价:78.00 元

http://www.sstlp.com

《医学护理基础与技术应用》
编委会

党措吉　青海省藏医院

徐秀菊　山东第一医科大学附属山东省立医院

徐春玲　三二〇一医院

殷　辉　武汉市普仁医院

曾　燕　电子科技大学医学院附属绵阳医院·绵阳市中心医院

滕俊萍　江苏省徐州市妇幼保健院

魏见娣　中山市人民医院

前　言

护理工作是卫生健康事业的重要组成部分，直接服务于人民群众生命安全和身心健康，在预防疾病、协助诊疗、促进康复、减轻痛苦等方面发挥重要作用，随着医药卫生体制改革的不断推进，优质护理的全面开展，护理人员遇到了前所未有的机遇和挑战。如何提升护士岗位胜任能力，跟进医疗技术发展的步伐，为患者提供安全、规范、优质、高效的医疗护理服务成为护理改革工作的一项重要内容，这就要求护理人员要坚持不懈地努力学习，更快、更好地掌握相关领域内的新知识，提高护理质量。

本书包括常用护理操作、住院护理、安全护理、内科护理、外科护理等方面的内容，重点论述了基础护理技术、一般护理常规，以及各科疾病的概念、临床表现、辅助检查、护理措施及健康教育等，临床经验及理论相结合，注重科学性与实用性，对各疾病的护理措施进行了全面、深入的讲解，在贴近临床护理工作实际的同时，又紧密结合了国家医疗卫生事业的最新进展和护理学的发展趋势，简明扼要，查阅便利，力求成为全面、系统的护理指导用书，适合各级医院临床护理医务人员参考阅读。

护理学涉及内容广泛，随着科技的进步，其研究领域的发展日新月异，加之作者水平和经验有限，故书中如有疏漏或不足之处，恳请广大读者及医务工作者批评指正，以期再版时予以改进、提高，使之逐步完善。

编　者
2024 年 1 月

目 录

第一章 常用护理操作

第一节 基础护理操作

一、病室环境管理

（一）评估要点

（1）病室环境的空间、光线、温度、湿度及卫生情况。

（2）病室的安全保障设施。

（二）护理措施

（1）患者床单位的间距一般不少于 1 m。

（2）室内温度、湿度适宜。病房备有温湿度计，保持病室内温度 18～22℃，湿度 50%～60%。新生儿、老年病房室温应略高，以 22～24℃ 为宜。

（3）通风，一般开窗 30 min 即可，保持室内空气清新。光线适宜。

（4）病室物体表面清洁，地面不湿滑，安全标识醒目。

（5）保持病室整洁、安静。工作人员在工作中应做到"四轻"，即说话轻、走路轻、关门轻和操作轻。

（三）健康教育

（1）告知患者及家属遵守病室管理制度。

（2）指导患者了解防跌倒、防坠床、防烫伤等安全措施。

（3）告知患者通风时注意保暖。

二、床单位的准备

（一）评估要点

（1）床单位配备的固定设施是否完好备用，包括病床、卧具、床旁桌和椅、呼叫装置、照明灯、中心供氧装置、负压吸引装置等。

（2）床单位的安全、方便、整洁程度。

（二）护理措施

1.备用床和暂空床

(1)移开床旁桌椅于适宜位置,将铺床用物放于床旁椅上。

(2)从床头至床尾铺平床褥后,铺上床单或床罩。

(3)将棉胎或毛毯套入被套内。

(4)两侧向内折后与床内沿平齐,尾端内折后与床垫尾端平齐。

(5)暂空床的盖被上端内折1/4,再扇形3次折叠于床尾,使之与床尾平齐。

(6)套枕套,将枕头平放于床头正中,开口背门。

(7)移回床旁桌、椅。

(8)处理用物。

2.麻醉床

(1)移开床旁桌椅于适宜位置,将铺床用物放于床旁椅上。

(2)从床头至床尾铺平床褥后,铺上床单或床罩。

(3)根据患者手术麻醉情况和手术部位铺单。

(4)盖被放置应方便患者搬运。

(5)套枕套后,将枕头横立于床头正中,开口背门。

(6)移回床旁桌、椅。

(7)处理用物。

3.卧床患者更换被单

(1)与患者沟通,取得配合。

(2)移开床旁桌、椅。

(3)将枕头及患者移向对侧,使患者侧卧。

(4)松开近侧各层床单,将其上卷于中线处塞于患者身下,清扫整理近侧床褥;依次铺近侧各层床单。

(5)将患者及枕头移至近侧,患者侧卧。

(6)松开对侧各层床单,将其内卷后取出,同法清扫和铺单。

(7)患者平卧,更换清洁被套及枕套。

(8)移回床旁桌、椅。

(9)根据病情协助患者取舒适体位。

(10)处理用物。

（三）健康教育

指导患者及家属正确使用床头照明灯、呼叫装置、床栏等床单位辅助设施。

三、晨、晚间护理

（一）评估要点

(1)患者的护理级别、病情、意识、自理程度等。

(2)患者的病情变化。

(3)患者的清洁卫生及皮肤受压情况。

(4)病室环境及床单位的清洁程度。

(二)护理措施

1.晨间护理

(1)问候患者并了解睡眠情况。

(2)根据患者病情和自理程度协助患者排便、漱口(口腔护理)、洗脸、洗手、梳头、翻身,检查患者皮肤受压情况,进行背部按摩等。

(3)观察病情,按需要进行心理护理和健康宣教。

(4)整理床单位,必要时更换衣裤、被服。

(5)酌情开窗通风,保持室内空气新鲜。

2.晚间护理

(1)协助患者漱口(口腔护理)、洗脸、洗手。

(2)协助患者翻身,检查皮肤受压情况,用热水擦身,进行预防压疮的护理。

(3)为患者洗脚,女患者清洗会阴。睡前协助患者排便。整理床单位,根据气温增减盖被。

(4)酌情关闭门窗,保持病室安静,关病室大灯,开床头小灯,使光线柔和,协助患者处于舒适卧位,使其易于入睡。

(5)经常巡视病房,了解患者睡眠情况,并酌情处理。

(三)健康教育

(1)告知患者晨、晚间护理的目的和配合方法。

(2)告知患者操作中如有不适及时提出。

四、口腔护理

(一)评估要点

(1)患者的病情、意识、自理能力、配合程度。

(2)患者口唇、口腔黏膜、牙龈、舌苔有无异常;口腔有无异味;牙齿有无松动,有无活动性义齿。

(3)患者对口腔卫生与口腔疾病的了解情况,对清洁口腔正确方法的认识和掌握程度,如刷牙的方法、合理的清洁次数等。

(二)护理措施

(1)核对患者,向患者解释口腔护理的目的、配合要点及注意事项,准备相关用物。

(2)选择口腔护理液,必要时遵医嘱选择药物。

(3)协助患者取合适体位:移近护士,侧卧或仰卧,面向护士。

(4)颌下垫治疗巾,放置弯盘于口角旁。

(5)先湿润口唇,用压舌板轻轻撑开颊部,昏迷患者或牙关紧闭者可使用开口器打开并固定,备手电筒观察口腔情况。

(6)协助患者用温开水漱口后,嘱患者咬合上下齿,用压舌板轻轻撑开一侧颊部,用弯血管钳夹持含有漱口溶液的棉球,纵向擦洗上牙外侧面,从磨牙至门齿处,同法擦洗下侧;嘱患者张口,依次由内向外纵向擦洗上牙内侧面和咬合面、下牙内侧面和咬合面,再弧形擦洗颊部;同法擦洗对侧。擦洗硬腭部、舌面及舌下,最后擦洗口唇。

(7)擦洗完毕,帮助患者漱口,用治疗巾擦去口角处水渍。

(8)遵医嘱处理口腔黏膜异常,如有溃疡,酌情涂药于溃疡处;口唇干裂者涂以液状石蜡或唇膏。

(9)认真清点棉球。

(10)协助患者取舒适体位,整理床单位,处理用物。

(三)健康教育

(1)告知患者口腔护理的目的和配合方法。

(2)指导患者正确刷牙:牙刷应尽量选用外形较小、刷毛软硬适中、表面光滑的牙刷。牙刷应每隔3个月更换一次。正确的刷牙方法是上下颤动刷牙法。刷牙时,将牙刷毛面轻轻放于牙齿及牙龈沟上,牙刷与牙齿呈45°,快速环形来回震颤刷洗,每次只刷2~3颗牙齿,刷完一处再刷邻近部位。前排牙齿的内面,可用牙刷毛面的顶端震颤刷洗;刷洗牙齿的咬合面时,刷毛与牙齿平行来回刷洗;刷完牙齿后,再刷舌面。另一种简便的方法是上下竖刷法,沿牙齿纵向刷,牙齿的内、外、咬合面都应刷到。

(3)指导患者义齿的护理:义齿白天佩戴,晚上取下,取义齿前洗净双手,先取上腭部分的义齿,再取下面的义齿。用牙刷刷洗义齿的各面,用冷水冲洗干净后浸泡于冷开水中。暂时不用的义齿,可浸泡于冷开水杯中加盖,每日更换一次水。不可将义齿泡在热水或乙醇内,以免义齿变色、变形和老化。

五、经口气管插管患者口腔护理

(一)评估要点

(1)患者的病情、生命体征、意识和合作程度。

(2)观察口腔黏膜有无出血点、溃疡、异味及口腔内卫生情况。

(二)护理措施

(1)根据患者病情,协助患者取合适体位。

(2)检查气囊压力是否在适宜范围,吸净气管及口腔内的分泌物。

(3)检查牙齿有无松动,记录气管导管与门齿咬合处的刻度。

(4)根据患者病情选择合适的口腔护理溶液。

(5)两人配合,1人固定导管,另1人进行口腔护理,必要时进行口腔冲洗。

(6)操作过程中注意观察患者病情变化,必要时停止操作。

(7)将牙垫置于导管的一侧并固定,定期更换牙垫位置。

(8)操作完毕后,再次检查气管导管与门齿咬合处的刻度和气囊压力,观察两侧胸部起伏,听诊双肺呼吸音是否对称。

(9)固定气管导管。

(三)健康教育

(1)告知患者及家属口腔护理的目的:保持口腔卫生、预防口腔感染、减少并发症的发生。

(2)指导清醒患者充分暴露口腔以便于操作。

六、会阴护理

（一）评估要点

（1）患者的病情、意识、配合程度，有无尿失禁及留置导尿管。

（2）病室湿度、温度及能否保护患者隐私。

（3）患者会阴清洁程度、皮肤黏膜情况、会阴部有无伤口、阴道有无流血和流液情况。

（二）护理措施

（1）向患者解释会阴护理的目的和配合要点，准备用物。调节病室温度24℃±2℃。关闭门窗，用屏风或拉起隔帘遮挡患者。

（2）帮助患者脱去对侧裤脚，盖在近侧腿部，并盖上浴巾，对侧腿用盖被遮盖；患者取仰卧位，屈膝，两腿略外展。

（3）臀下垫防水单，治疗碗置于患者外阴旁。

（4）女患者：戴手套，右手持血管钳夹取清洁剂或呋喃西林浸湿的棉球由外向内、自上而下擦洗阴阜、大阴唇；接着用左手分开大阴唇，同样顺序擦拭小阴唇、尿道口、阴道口和肛门，污棉球置于弯盘内。若使用温水冲洗法，则置便器于患者臀下，一只手持水壶，另一只手持妇科签或棉球按相同顺序边冲洗边擦拭会阴各部，水温一般以43℃为宜，也可以根据患者需要做适当调整。男患者：戴手套，一只手提起阴茎，另一只手取毛巾或用呋喃西林棉球从上到下，环形擦洗阴茎头部、下部和阴囊，擦洗肛门时可协助患者侧卧位，一手将臀部分开，一手用毛巾或湿纸巾擦洗干净。

（5）留置导尿管者，由尿道口处向外依次用消毒棉球擦洗。

（6）擦洗完后擦干皮肤，撤去防水单。皮肤黏膜如有红肿、破溃或分泌物异常时需及时报告医生并根据情况给予对症处理。

（7）协助患者取舒适体位并穿好衣裤，整理床单位，处理用物。

（三）健康教育

（1）告知患者会阴护理的目的及配合方法。

（2）告知女性患者观察阴道分泌物的性状和有无异味等。

（3）告知女性患者月经期宜采用会阴冲洗。

七、指(趾)甲护理

（一）评估要点

（1）指(趾)甲的颜色、形状、长度、质地和血液循环状况。

（2）周围皮肤温度和汗毛生长是否正常，有无肿胀、炎症、硬块、破损、伤口、鸡眼、脚气等。

（3）患者自理能力。

（二）护理措施

（1）浸泡手足部：用温水浸泡手足，可在沐浴时进行，也可单独进行，水温一般以45℃为宜。根据患者病情，能下床的患者可协助其坐在床旁椅上，卧床患者可取仰卧位，适当抬高床头，在足部床面上铺浴巾，在足下合适位置放置水盆，将双足浸泡于温水中。另一水盆置于手下，将双手浸泡于温水中,保持患者体位舒适,避免影响血液循环,浸泡手足时间以 10~15 min 为宜。

(2)清洁与修剪指(趾)甲:应使用指甲刀,修剪后应磨平,保持指(趾)甲适当长度,避免修剪得过短。修剪过程中要适当保持头部与指(趾)距离,防止甲碎屑进入眼内。有倒刺应使用剪刀修剪,不能手撕,以免组织损伤引起甲沟炎。

(三)健康教育

(1)告知患者指(趾)甲的及时修剪和清洁护理的重要性。

(2)对有糖尿病和血液循环功能障碍的患者,指(趾)甲的护理应特别谨慎,切勿损伤指(趾)甲和周围皮肤,以免引起感染后经久不愈。

八、床上洗头

(一)评估要点

(1)患者病情、配合程度、自理能力及对头发清洁相关知识的了解程度等。

(2)头发卫生情况及头皮状况,包括:头发长度、干湿度、清洁状况、有无头虱等;周围皮肤是否油腻,有无瘙痒、破损、病变或皮疹等。

(二)护理措施

(1)调节适宜的室温 24℃±2℃,水温 40~45℃,必要时使用屏风或隔帘。

(2)摇平床头,移去枕头,协助患者仰卧屈膝,将防水中单及浴巾垫于患者头部及肩下;松开患者衣领向内反折,将毛巾围于颈部,用别针固定。

(3)将马蹄形卷置于床头,马蹄形卷的开口下方放一污桶或污盆接水,协助患者将头置于马蹄形卷内。如使用洗头车,则将洗头车置于床头侧边,安置患者斜角仰卧或侧卧,头部枕于洗头车的头托上或将接水盘置于患者头下。

(4)用眼罩或纱布遮盖双眼,不吸水的棉球塞入耳道,梳理头发。如有发结,可用 30% 乙醇溶液辅助梳理。

(5)洗发:试水温后,沾湿患者头发,询问患者感觉,确定水温合适后,用水壶倒热水冲淋,充分湿润头发;倒洗发液适量于掌心,涂遍头发;用指腹部揉搓头皮和头发,方向由发际至脑后部,揉搓力量适中,避免用指甲抓,以防抓伤头皮,便用梳子,除去落发,置于纸袋中;用温水冲洗头发,直至冲净为止。

(6)洗发后,解下颈部毛巾包住头发,一手托患者头部,一手撤去马蹄形卷或洗头车;除去耳内棉球及眼罩或纱布,擦干患者面部。

(7)协助患者卧于床正中,将防水中单、浴巾自肩下移至头部,用包头的毛巾擦干头发,及时用电吹风吹干头发,梳理成患者习惯的发型,撤去上述用物。

(8)协助患者取舒适卧位,整理床单位,处理用物。

(三)健康教育

(1)告知患者床上洗头的目的:去除头皮屑及污物,清洁头发,减少感染机会;通过头皮按摩,促进头部血液循环及头发的生长代谢。

(2)告知患者操作中如有不适,及时通知护士。

九、床上擦浴

（一）评估要点

（1）患者的意识状况，是否瘫软或软弱无力，有无关节活动受限。

（2）患者皮肤有无异常，包括皮肤的完整性、颜色、温度、质地（柔软度、湿润度、弹性），有无破损、皮疹、水疱或结节，皮肤病灶的部位及分布、皮肤的感觉、皮肤的清洁度等。

（二）护理措施

（1）向患者及家属解释，评估病情，确定擦浴时间。

（2）屏风遮挡，关闭门窗，调节室温至 22～26℃ 为宜，水温保持在 50～52℃ 为宜，并按需要给予便器。

（3）将热水倒至 2/3 脸盆放于床旁桌上后测试水温；根据病情放平床头及床尾支架，松开床尾盖被。

（4）将湿的小毛巾按手套状包在右手上，左手扶托患者头顶部，为患者擦洗脸及颈部；先擦眼（由内眦向外眦擦拭）、然后擦洗一侧额部、颊部、鼻翼、人中、耳后、下颌，直至颈部，同法擦洗另侧，用较干毛巾再依次擦洗一遍。

（5）协助患者脱下衣服（先脱近侧或健侧的衣袖），在擦洗部位下铺浴巾，按顺序擦洗双上肢、胸、腹部。各部位先用涂浴皂的小毛巾擦洗，再用湿毛巾擦洗皂液，清洗毛巾后再擦洗，最后用浴巾边按摩边擦干。上肢由远心端向近心端擦洗；擦洗乳房应环形用力；腹部以肚脐为中心，顺结肠走向擦洗。擦洗过程中注意观察病情变化。

（6）协助患者侧卧，背向护士，依次擦洗后颈部、背臀部，擦洗后进行背部按摩，协助患者穿上衣时先穿患侧或输液侧衣袖。

（7）嘱患者平卧，协助其脱裤，擦洗下肢、会阴；将盆移于足下，盆下垫一次性中单，洗净双足，擦干，穿好裤子。

（8）擦洗完毕，可在骨突处用按摩油进行按摩；根据需要修剪指（趾）甲，为患者梳发。

（9）整理床单位，按需更换床单，协助患者取舒适卧位，开窗通风，清理用物。

（三）健康教育

（1）告知患者饭后不宜马上擦浴，因为热水会刺激皮肤血管，使消化系统血流量减少，影响消化器官正常功能。

（2）擦浴时动作要轻柔、快速，注意遮盖患者，避免受凉。

（3）擦洗时注意观察病情变化及皮肤有无异常，注意耳后、腋窝、指间、乳下、脐部、腹股沟等皮肤皱褶处的清洁。

十、用热术

（一）评估要点

患者的病情、年龄、皮肤及感知情况。

（二）护理措施

1.热水袋的使用

（1）检查热水袋有无破损，热水袋及塞子是否合适。

（2）测量水温，并调节至所需温度。一般水温调至60～70℃，对意识不清、老人、婴幼儿、麻醉未清醒、感觉迟钝、末梢循环不良等患者，水温应调至50℃，以免烫伤。

（3）热水袋水灌至容积的1/2～2/3即可，排尽袋内空气并装入布套内，系紧带子，将热水袋放于患者所需部位，袋口朝身体外侧，避免因不慎漏水烫伤患者。意识不清、感觉迟钝的患者使用热水袋时，应再包一块大毛巾，并定时检查局部皮肤，以防烫伤。一旦出现皮肤潮红、疼痛等反应，应立即停止使用，并在局部涂凡士林保护皮肤。

（4）根据不同目的，掌握使用时间：用于治疗，不超过30 min；用于保暖，可持续使用，热水袋水温降低后及时更换热水。

（5）用毕，将热水袋内的热水倒空，倒挂热水袋，晾干后向袋内吹入少量空气，防止热水袋两层橡胶粘连。旋紧塞子，存放于阴凉处，布套洗净备用。

2.热湿敷

（1）向患者解释目的及过程，取得配合。

（2）协助患者取合适卧位，暴露患处用隔帘或屏风遮挡，保护患者隐私。

（3）准备50～60℃的热水，将敷布放入热水盆内，浸透。

（4）用棉签在受敷部位涂上薄层凡士林（涂凡士林范围要大于热敷面积以保护皮肤），上盖一层纱布。

（5）用敷钳取出敷布，拧至不滴水，抖开，放在手腕内侧试温，以不烫手为宜，敷于患处，盖上棉垫等维持温度。若患处为开放性创口，使用的敷布、敷钳、凡士林及热水均应是无菌物品。

（6）每3～5 min更换一次敷料，并注意观察患者局部皮肤情况，若患者感觉过热，可揭起敷布一角散热。持续湿热敷15～20 min。伤口部位热敷后，按换药法处理伤口。

（7）患者敷完后揭开纱布，擦净凡士林，局部保暖，以免因局部皮肤血管扩张，致受凉感冒；面部热敷后，嘱患者30 min后再外出。

（8）清理用物，洗手，记录热敷部位、时间、效果及患者的反应。

3.烤灯的使用

（1）检查烤灯的性能，根据需要选用不同功率的灯泡，胸、腹、腰、背部选用500～1 000 W，手、足部选用250 W，鹅颈灯选用40～60 W。

（2）将烤灯携至患者床旁，接通电源。核对患者身份，向患者做好解释，并指导或协助患者取适当卧位。暴露患处，必要时用隔帘或屏风遮挡，将烤灯对准患处，并保持适当的安全距离，一般为30～50 cm，用手试温，温热为宜。

（3）照射时间为20～30 min。照射面颈部及前胸时，用湿纱布遮盖患者的眼睛或让患者戴有色眼镜，以保护眼睛。在照射过程中随时观察照射部位效果及反应。若出现过热、心慌、头昏，应调整灯距或停止治疗。皮肤出现桃红色为合适温度，如出现紫红色则应立即停止照射，并涂上凡士林保护皮肤。

（4）照射完毕，关闭开关，协助患者穿好衣服，取舒适卧位，整理床单位。

（5）洗手,记录治疗时间、部位、皮肤情况及患者的反应。

（三）健康教育

（1）告知患者用热术的作用:使体表皮肤血管扩张,促进局部血液循环;促进炎症的消散或局限;减轻深部组织的充血与肿胀;缓解疼痛,促进伤口愈合;增进舒适感。

（2）告知患者用热部位不适应,及时告知医护人员。

（3）告知患者以下情况不能用热:急腹症未明确诊断前、面部危险三角区感染、软组织损伤48 h内、细菌性结膜炎、出血性疾病、感觉功能损伤及意识不清的患者、金属植入部位。

十一、用冷术

（一）评估要点

患者的病情、年龄、皮肤及感知情况。

（二）护理措施

1.冰袋的使用

（1）检查冰袋有无破损,冰袋夹子能否夹紧。

（2）将冰块用布袋装起,用木槌敲成核桃大小,放入脸盆内用冷水冲去冰块棱角。

（3）用勺子将冰块装入冰袋至1/2满,排气后夹紧袋口,用毛巾擦干冰袋外的水迹,倒提冰袋,检查无漏水后装入布套内。

（4）携用物至床旁,向患者解释使用冰袋的目的和方法,将冰袋放置在所需部位,当高热降温时冰袋置于前额、头顶部或体表大血管分布处。根据不同目的,掌握使用时间:用于治疗,不超过 30 min;用于降温,1 h后测量体温,当体温降至38℃以下,可取下冰袋。

（5）冰块融化后及时更换。

（6）使用期间随时观察用冷效果及反应,一旦发现患者局部皮肤发紫、有麻木感,应立即停止使用冰袋,防止冻伤。

（7）用毕,整理床单位,协助患者取舒适卧位。将冰袋内的水倒空,倒挂晾干后向袋内吹入少量空气,夹紧袋口,存放于阴凉处,布套洗净备用。

（8）洗手,记录使用部位、时间、效果、反应;降温后的体温应记录在护理记录单及体温单上。

2.冷湿敷

（1）帮助患者取适当卧位,暴露患处,下垫一次性中单或治疗巾,必要时用隔帘或屏风遮挡。用棉签在受敷部位涂上薄层凡士林(涂凡士林范围大于冷敷面积以保护皮肤),上盖一层纱布。

（2）将敷布置于冰水内浸透,再用敷钳将敷布拧至不滴水、抖开,敷于患处;高热患者降温敷于前额部位。

（3）每3~5 min更换一次敷布。

（4）一般冷湿敷时间为15~20 min;用于降温时,则于冷湿敷1 h后测量体温,降至38℃以下,停用。

（5）冷敷完毕,撤去敷料,擦去凡士林,用干毛巾擦干皮肤,整理床单位。

（6）洗手,记录冷敷的部位、时间、效果、患者反应;降温后的体温记录在护理记录单及体温单上。

3.乙醇擦浴

(1)治疗碗内盛 30℃,25%~35% 乙醇溶液 200~300 ml,携用物至床旁,向患者解释目的及过程,用隔帘或屏风遮挡患者。

(2)置冰袋于患者头部,以帮助降温;足底放热水袋,促进下肢血管扩张,利于散热。

(3)协助脱衣,垫浴巾。将小毛巾浸入乙醇溶液内,再拧至半干,缠于手上成手套状,向离心方向边擦边按摩;从近侧颈部开始,沿手臂外侧擦至手背,再从腋下沿手臂内侧擦至手心,重复数次;擦拭完毕,用浴巾擦干皮肤;更换小毛巾,同法擦拭对侧。腋窝和肘窝等有大血管经过的浅表处,应多擦拭片刻,以促进散热。

(4)协助患者侧卧,露出背部,更换小毛巾,以同样手法从颈部向下擦拭全背,再用浴巾擦干皮肤,更换上衣,协助患者仰卧。

(5)协助患者脱去近侧裤腿,露出下肢,自其髂骨处沿其腿外侧擦至足背,再自腹股沟沿腿内侧擦至内踝,再自股下经腘窝擦至足跟,重复数次。腹股沟和腘窝处多擦拭片刻。擦拭完毕,用浴巾擦干皮肤;更换小毛巾,同法擦拭对侧,全部擦拭完毕更换裤子。

(6)全程擦浴时间应控制在 20 min 内,注意保护隐私,观察患者病情变化。一旦患者出现寒战、面色苍白、脉搏和呼吸异常等情况,应立即停止擦浴,报告医生,给予相应处理。

(7)擦浴完毕,整理床单位,协助患者取舒适卧位。

(8)洗手,记录擦浴时间及患者反应;擦浴后 1 h 测量体温,记录在护理记录单及体温单上;如果体温降至 39℃ 以下,应取下头部冰袋。

4.温水擦浴

水温控制在 32~34℃,其步骤同乙醇擦浴。

(三)健康教育

(1)告知患者用冷术的使用目的,包括:降低体温、减轻局部出血或止血、控制炎症扩散、减轻组织肿胀和疼痛。

(2)使用过程中注意观察局部皮肤情况及全身反应,如有不适及时通知医生。

(3)告知患者以下情况禁止用冷:局部血液循环明显不良、慢性炎症或深部有化脓性病灶、对冷过敏者、心脏病患者、昏迷者、感觉异常及体质虚弱者;禁忌用冷部位包括枕后、耳郭、阴囊处、心前区、腹部、足底。

十二、卧位管理

(一)评估要点

(1)患者病情、意识状态、自理能力、合作程度。

(2)患者的诊断、治疗和护理要求。

(3)患者自主活动能力、卧位习惯。

(二)护理措施

1.去枕仰卧位

(1)去枕仰卧,头偏向一侧,两臂放于身体两侧,两腿自然放平,将枕头横置于床头。

(2)昏迷及全身麻醉未清醒的患者;椎管内麻醉后 6~8 h 或脊髓腔穿刺后患者取此卧位。

（3）注意昏迷患者的神志变化,谵妄及全麻未清醒患者注意防坠床,必要时使用约束带进行约束。

（4）做好呕吐患者的护理,防止窒息,保持舒适。

2.中凹位（休克卧位）

（1）抬高头胸部 10°～20°,抬高下肢 20°～30°。

（2）保持呼吸道通畅。

3.头低足高位

（1）仰卧,头偏向一侧,枕头横立于床头,床尾抬高 5°～30°,时间不宜过长。

（2）观察患者耐受情况,颅高压患者禁用此体位。

4.侧卧位

（1）侧卧,臀部稍后移,两臂屈肘,一手放于胸前,一手放于枕旁,下腿稍伸直,上腿弯曲。

（2）必要时在两膝之间、胸腹部、背部放置软枕,稳定卧位,使患者舒适。

5.俯卧位

（1）俯卧,两臂屈肘放于头部两侧,两腿伸直,胸下、髋部及踝部各放一软枕,头偏向一侧。

（2）气管插管、气管切开、颈部伤、呼吸困难者不宜采取此体位。

6.半坐卧位

（1）仰卧,摇高床头 30°～50°,再摇高膝下支架 15°～20°,使下肢屈曲,以防下滑。

（2）危重患者采取此卧位时,臀下应放置海绵软垫或使用气垫床,防止局部受压而发生压疮。

（3）放平时,先放平床尾,后放平床头。

7.端坐位

（1）扶患者坐起,用床头支架或软枕将床头抬高 70°～80°,背部放置一软枕,膝下支架抬高 15°～20°,身体稍向前倾,床上放一跨床小桌,桌上放软枕,让患者伏桌休息。

（2）防止坠床,必要时加床挡,做好背部保暖。

8.屈膝仰卧位

（1）平卧,头下垫枕,两臂放于身体两侧,两膝屈起并稍向外分开。

（2）注意保暖,保护隐私,保证患者安全,必要时加床挡。

9.膝胸卧位

（1）跪卧,两小腿平放床上稍分开,大腿和床面垂直,胸及膝部贴床面,腹部悬空,臀部抬起,头偏向一侧,两臂屈肘放于头的两侧。

（2）女患者在胸部下放一软枕,注意保护膝盖皮肤。

（3）有心、肾疾病的孕妇禁用此体位。

10.截石位

（1）仰卧,两腿分开放在支腿架上,臀部齐诊床边缘,两手放在胸前或身体两侧。

（2）臀下垫治疗巾,支腿架上放软垫。

（3）注意保暖,减少暴露时间,注意保护患者隐私。

（三）健康教育

（1）协助并指导患者按要求采用不同体位，更换体位时注意保护各种管路，更换体位后检查导管是否通畅，有无扭曲、受压。

（2）告知患者调整体位的意义和方法，注意适时调整和更换体位，防止局部皮肤长时间受压。

（3）如感觉不适，应及时通知医护人员。

十三、轮椅与平车使用

（一）评估要点

（1）轮椅、平车的性能是否完好。

（2）患者病情、体重、意识状态、各种管路情况、躯体活动能力、损伤的部位及理解合作程度。

（3）使用轮椅的患者，评估患者是否能采用坐位，是否能在协助下站立。

（二）护理措施

1.轮椅的使用

（1）向患者及家属解释，取得合作。

（2）检查轮椅性能，将轮椅推至床边，放在患者健侧，使椅背与床尾平齐，面向床头或成45°，翻起脚踏板，拉起扶手两侧的车闸。

（3）协助患者面向轮椅侧卧，护士站于患者旁，面向床尾；近床侧脚置前，另一脚置后。

（4）扶患者坐起，协助穿衣及穿鞋，将双臂伸入患者肩下，协助其慢慢下床，并一起转向轮椅，使患者坐入轮椅；嘱患者尽量向后坐，勿向前倾斜或自行下轮椅。放下脚踏板，让患者双脚置于其上，两手臂放于扶手上；根据季节采取保暖措施。松闸后推患者至目的地。注意下坡时应减速，采用倒退方式下坡；上坡或过门槛时，应翘起前轮，使患者头、背部后倾，并抓住扶手。推行过程中应随时观察病情变化。

（5）下轮椅：推轮椅至床边，使椅背与床尾平行或成45°，拉车闸固定。翻起脚踏板，鼓励患者站立时尽量利用较有力的腿支撑体重。站在患者面前，两腿前后放置并屈膝，让患者双手放于操作者肩上，操作者双手扶住腰部并最好用膝盖顶住患者的膝部。协助患者慢慢转向床沿，坐于床边，脱去保暖外衣及鞋子。整理床单位，协助取舒适卧位。

2.平车的使用

（1）检查平车性能是否良好，向患者和家属解释，取得配合。

（2）妥善安置患者身上的各种管道，防止牵拉脱出，特殊引流管可先行夹闭。

（3）移开床旁桌椅，松开盖被，嘱患者自行移至床边。将平车与床平行并紧靠床缘，并闸住脚轮制动。

（4）协助患者按上半身、臀部、下肢的顺序向平车挪动，使患者头部置于大轮端，并根据病情需要给患者安置舒适卧位，拉起平车护栏。从平车移回床上时，先助其移动下半身，再移动上半身。

（5）儿童或体重较轻者可采用1人搬运法；病情危重、不能自行活动者采用2～3人平移搬运法；颈、胸、腰椎骨折患者必须保持躯体成一直线，在医生指导下搬动。

（三）健康教育

(1)推行轮椅或平车时,车速要适宜,确保患者安全、舒适。

(2)身体虚弱者使用轮椅,坐起后应适应片刻,无特殊情况方可下地,以免发生直立性低血压。

(3)推平车时,推行者应站于患者头侧,以观察病情和患者面色、呼吸的变化;上下坡时,患者头部应处于高位。

(4)告知患者感觉不适时,及时告知医护人员。

十四、有效排痰

（一）评估要点

(1)患者的病情、意识、咳痰能力、影响咳痰的因素、合作能力。

(2)痰液的颜色、性质、量、气味,与体位的关系。

(3)肺部呼吸音情况。

（二）护理措施

1.有效咳嗽

(1)根据患者病情,协助取合适体位,取坐位时上身微向前倾。

(2)缓慢深呼吸数次后,深吸气至膈肌完全下降,屏气数秒,然后进行 2～3 次短促有力的咳嗽,缩唇将余气尽量呼出,循环做 2～3 次,休息或正常呼吸几分钟后可再重新开始。

2.叩击或震颤法

(1)在餐前 30 min 或餐后 2 h 进行。

(2)协助患者取侧卧位或坐位。

(3)根据患者体型、营养状况、耐受能力,合理选择叩击方式、时间和频率。

(4)避开乳房、心脏和骨突(脊椎、胸骨、肩胛骨)部位。注意保护胸、腹部伤口,合并气胸、肋骨骨折时禁做叩击。

(5)叩击方法:叩击时五指并拢成空杯状,利用腕力从肺底由下向上、由外向内,快速有节奏地叩击胸背部。

(6)震颤法:双手交叉重叠,按在胸壁部,配合患者呼气时自下而上震颤、振动加压。

(7)振动排痰仪:根据患者病情、年龄选择适当的振动频率和时间,振动时由慢到快,由下向上、由外向内。

(8)操作过程中密切观察患者意识及生命体征变化。

3.体位引流

(1)餐前 1～2 h 或餐后 2 h 进行。

(2)根据患者病灶部位和患者的耐受程度选择合适的体位。

(3)引流顺序:先上叶,后下叶;若有两个以上炎性部位,应引流痰液较多的部位。

(4)引流过程中密切观察病情变化,出现心律失常、血压异常等并发症时,立即停止引流,及时处理。

(5)辅以有效咳嗽、胸部叩击或震颤,及时有效清除痰液。

(三)健康教育

(1)告知患者有效排痰能及时清除呼吸道分泌物,保持呼吸道通畅,改善通气。

(2)慢性肺部疾病及术后患者鼓励其在清醒时每2 h深呼吸和咳嗽一次。

(3)对于胸腹部术后的患者,咳嗽时,护士将双手掌部置于患者手术切口的两侧,嘱患者连续小声咳嗽,同时护士双手向切口中心部位适当用力按压,以减小张力、减轻疼痛。

(4)胸部叩击法适应于久病体弱,长期卧床,排痰无力者。禁用于未经引流的气胸、肋骨骨折、咯血、低血压及肺水肿等患者。

十五、雾化吸入术

(一)评估要点

(1)患者呼吸道通畅、黏膜完好。

(2)雾化器各部件确保完好,连接正确。

(3)雾化药物适合病情需要。

(二)护理措施

1.超声雾化吸入术

(1)水槽内加冷蒸馏水约250 ml,浸没雾化罐底部的透声膜。

(2)将药物稀释至30～50 ml加入雾化罐内。

(3)接通电源,打开电源开关,预热3～5 min。

(4)打开定时开关,设定雾化时间,打开雾化调节按钮调节雾量。

(5)将口含器放入患者口中也可用面罩,妥善固定,指导患者紧闭口唇,用鼻深呼吸。

(6)观察患者是否耐受。

(7)雾化时间15～20 min,连续使用雾化器时,中间需间隔30 min。

(8)治疗结束,取下口含器或面罩,关雾化旋钮,再关电源开关。

(9)协助患者清洁口腔,擦净面部,使用糖皮质激素的患者需漱口、洗脸,防止口腔溃疡的发生,取舒适卧位,向患者交代注意事项。

(10)整理用物:将口含器或面罩、螺纹管浸泡于消毒液内1 h,再洗净晾干备用。

2.喷射式雾化吸入术

(1)将药物稀释至2～3 ml加入雾化装置的药槽内。

(2)通过连接管连接至喷射式雾化机。

(3)接通电源,打开电源开关。

(4)确定雾气喷出,指导患者手持雾化器,将面罩置于口鼻处,紧闭口唇,用鼻深呼吸,如此反复,直至药物吸完为止。

(5)治疗结束,取下面罩,再关电源开关。

(6)协助患者清洁口腔和面部,取舒适卧位。

(7)整理用物:将面罩及雾化装置清洗、浸泡消毒,雾化器与雾化装置专人专用。

3.氧气雾化吸入术

(1)协助患者取舒适卧位。

(2)连接氧气装置和雾化器,调节氧气流量至 6～8 L/min。

(3)指导患者手持雾化器,将面罩置于口鼻处,紧闭口唇,用鼻深呼吸。

(4)持续雾化吸入直至药物吸入完毕,取下面罩和雾化器,关闭氧气开关。

(5)协助患者清洁口腔。

(6)整理用物、面罩及雾化装置清洗、浸泡消毒备用。

(三)健康教育

(1)根据患者病情,雾化结束后协助患者叩背、指导有效咳嗽。

(2)雾化前 30 min 尽量不进食,防止雾化吸入过程中气雾刺激,引起呕吐。

(3)雾化时间不宜过长,以 10～20 min 为宜,避免过度湿化。

(4)告知患者在雾化过程中若感到疲劳不能耐受,可暂停雾化吸入,休息片刻后再行吸入治疗。

(5)用氧过程中务必告知患者注意"四防",即防火、防油、防热、防震。

第二节　专科护理操作

一、外周静脉导管置管及维护

(一)评估要点

(1)患者病情、年龄、血管条件、意识状态、治疗需求、心理反应及合作程度。

(2)了解既往静脉穿刺史、有无相应静脉的损伤及穿刺侧肢体功能状况。

(二)护理措施

1.置管操作

(1)核对患者信息。根据患者需求,选择满足治疗要求的管径最细的留置针。

(2)取舒适体位,解释说明穿刺目的及注意事项。

(3)洗手。在穿刺点上方 6～10 cm 处扎止血带,消毒穿刺部位的皮肤,消毒直径范围≥8 cm,充分待干。

(4)取出导管针,去除针套,转动针芯使针头斜面向上。将已备好的静脉输液器的螺旋接头连接留置针的一次性输液接头,排尽空气,关闭输液器开关。

(5)左手绷紧皮肤,右手以拇指和示指夹紧留置针的护翼。针头与皮肤成 15°～30°,沿静脉走向进针,见回血后降低 5°～10°角,再将穿刺针推进 0.2～0.5 cm。

(6)右手固定导管针、左手拔出针芯 0.5～1 cm,左手将外套管全部送入静脉,松止血带,指导患者松拳。

(7)抽出针芯,以穿刺点为中心用无菌透明敷贴无张力粘贴法固定留置针,在敷贴上注明操作者姓名、留置日期和时间。用高举抬头法固定输液接头,洗手。

2.维护

(1)导管接头端应固定妥当,防止导管折叠及滑动。

(2)经 PVC 输注药物前宜先输入生理盐水确定导管在静脉内;给药前后宜用生理盐水脉冲式冲洗导管,如遇到阻力或者抽吸无回血,应进一步确定导管的通畅性,不应强行冲洗导管。

(3)输液完毕应用导管容积加延长管容积 2 倍的生理盐水或肝素盐水(3~5 ml)正压封管。

(4)经输液接头(或接口)进行输液及推注药液前,应使用消毒剂多方位擦拭接头(或接口)的横切面及外围,消毒时间为 15 s。

(5)接头尽可能采用单通型,避免一个接口做多用途使用,减少感染机会。

(6)外周静脉留置针应 72~96 h 更换一次。

(7)每天观察置管局部有无红肿、渗液、疼痛等情况,发生静脉炎时,应立即拔除 PVC。

(8)每天观察敷贴有无渗湿、卷边、污染等情况,如有异常及时更换。

(三)健康教育

(1)告知患者操作目的、方法及配合要点。

(2)告知患者或家属不可随意调节滴速。

(3)告知患者穿刺部位的肢体避免用力过度或剧烈活动。

(4)穿刺处出现发红、肿胀、疼痛、硬结或条索状物等,及时告知医护人员。

二、经外周静脉置入中心静脉导管置管及维护

(一)评估要点

(1)患者病情、年龄、血管条件、意识状态、治疗需求、心理反应及合作程度。

(2)了解既往静脉穿刺史、有无相应的静脉损伤及穿刺侧肢体功能状况。

(3)评估是否需要借助影像技术帮助辨认和选择血管。

(4)了解患者过敏史、用药史、凝血功能及是否安装起搏器等。

(5)置管期间,定期评估穿刺点局部情况、导管位置、导管内回血情况,测量双侧上臂臂围。

(二)护理措施

1.置入 PICC

(1)确认已签署知情同意书。经外周静脉穿刺中心静脉置管(PICC)穿刺首选贵要静脉,次选肘正中静脉,最后选头静脉。肘部静脉穿刺条件差者可采用 B 超引导下赛丁格 PICC 术。

(2)摆放体位,充分暴露穿刺部位,手臂外展与躯干呈 90°。

(3)测量预置导管长度及双侧上臂臂围(肘上 10 cm 处),并记录。

(4)按照无菌操作原则,建立最大化无菌屏障(使用无菌隔离衣、无菌手套、无菌大单、帽子、口罩)。

(5)消毒范围以穿刺点为中心上下 10 cm,两侧至臂缘;先用乙醇清洁脱脂 3 遍,待干后,再用络合碘消毒 3 遍。

(6)置管前检查导管的完整性,导管及连接管内注入生理盐水,并用生理盐水湿润导管。

(7)扎止血带,以 15°~30°实施穿刺,确定回血后,降低角度进 0.5 cm 再送导入鞘,确保导入鞘进入静脉内;放松止血带,拔出穿刺针芯,再送入导管;到相当深度后拔出导入鞘;固定导管,抽回血确认在血管内,移去导丝,修剪导管,安装减压套筒,连接输液接头。

(8)将体外导管放置呈"S"形或"L"形弯曲,用免缝胶带及透明敷料固定。

(9)透明敷料上注明导管的种类、规格、置管深度、日期、时间以及操作者姓名。

(10)X线确定导管尖端位置,做好记录。

2.成人 PICC 维护

(1)记录导管刻度、贴膜更换时间及置管时间,测量双侧上臂臂围并与置管前对照。

(2)输液接头每周更换 1 次,如输注血液或静脉营养液,需每 24 h 更换 1 次。

(3)冲、封管遵循 SASH 原则:S——生理盐水,A——药物注射,S——生理盐水,H——肝素盐水(若禁用肝素者,则实施 SAS 原则)。根据药液选择适当的溶液脉冲式冲洗导管,每 8 h 冲管 1 次;输注脂肪乳、输血等黏稠液体后,用生理盐水 10～20 ml 脉冲式正压冲管,再输其他液体;封管时使用 10～100 U/ml 肝素盐水脉冲式正压封管,封管液量应 2 倍于导管加辅助装置容积。

(4)更换敷料时,由导管远心端向近心端除去无菌透明敷料,戴无菌手套,以穿刺点为中心消毒,先用乙醇清洁 3 遍,待干后,再用络合碘消毒 3 遍,或选择取得国务院卫生行政部门卫生许可批件的消毒剂进行消毒,消毒直径大于 10 cm。

(5)无菌透明敷料无张力粘贴固定,并注明贴无菌敷料的日期、时间、置管深度和操作者。

(6)记录穿刺部位情况及更换敷料的日期、时间。

(7)PICC 后 24 h 内更换敷料一次,之后根据使用敷料的种类及贴膜使用情况决定更换频次;渗血、出汗等导致敷料潮湿、卷曲、松脱或破损时立即更换。

3.新生儿 PICC 维护

(1)输液前抽取生理盐水 2 ml 脉冲式正压冲管,连接输液器。

(2)输液结束后给予生理盐水 5～10 ml 脉冲式冲管,最后给予 10 U/ml 肝素盐水 1～2 ml 正压封管。

(3)若间断给药,每次给药后用 2 ml 生理盐水冲管。

(4)输注脂肪乳期间,每 4h 用生理盐水 5～10 ml 正压冲管 1 次。

(三)健康教育

(1)告知患者置入 PICC 的目的、方法以及配合要点。

(2)指导患者留置 PICC 期间穿刺部位应防水、防牵拉等注意事项。

(3)指导患者观察穿刺点周围皮肤有无发红,置管手臂有无肿胀、疼痛,如有异常及时通知护士。

(4)当做造影检查时,提醒医生不要通过普通 PICC 管高压推注造影剂。若为紫色耐高压 PICC,可推注造影剂。

(5)指导患者置管侧手臂不可过度用力,避免提重物、拄拐杖,衣服袖口不可过紧,不可测血压及静脉穿刺。

(6)告知患者避免盆浴、泡澡。

三、中心静脉导管的护理

（一）评估要点

(1)中心静脉导管固定情况,导管是否通畅。

(2)穿刺点局部和敷料情况,查看置管时间、敷贴更换时间。

（二）护理措施

(1)暴露穿刺部位,垫一次性治疗巾,将透明敷料边缘零角度水平方向松解,脱离皮肤后自导管往穿刺点方向去除敷料,防脱管。

(2)打开换药包,戴无菌手套。

(3)垫治疗巾,75%乙醇消毒周围皮肤3遍,络合碘消毒穿刺点及周围皮肤3遍,待干,以穿刺点为中心用无菌透明敷贴无张力粘贴法固定导管。

(4)先关闭CVC导管夹,用无菌纱布衬垫取下原有输液接头,消毒接口15 s,更换输液接头。

(5)在透明敷料上注明维护者姓名、维护日期和时间。

(6)冲、封管应遵循生理盐水—药物注射—生理盐水—肝素盐水的顺序原则。

(7)输入化疗药物、氨基酸、脂肪乳等高渗、强刺激性药物或输血前后,应及时冲管。输液结束应用20 ml生理盐水脉冲式冲洗导管,用肝素盐水正压封管,封管液量应2倍于导管加辅助装置容积。

(8)无菌透明敷料每5~7天更换1次,纱布敷料48 h更换1次,出现渗血、出汗等导致敷料潮湿、卷曲、松脱或破损时应立即更换。输液接头每周更换一次,若接头中有血凝块或污染时应及时更换。

（三）健康教育

(1)告知患者保持穿刺部位的清洁干燥,如敷料有卷曲、松动或敷料下有汗液、渗血及时通知护士。

(2)指导患者观察穿刺点局部皮肤有无发红及渗出物,如有异常及时通知护士。

(3)保持导管通畅,防止导管扭曲、折叠、受压。对于躁动的患者,必要时予以约束,防止其自行拔管。

(4)告知患者妥善保护体外导管部分,注意观察中心静脉导管体外长度的变化,防止导管脱出。

四、输液港的护理

（一）评估要点

(1)患者病情、年龄、治疗需求、穿刺部位情况、合作程度。

(2)观察生命体征,有无呼吸困难、气胸、血胸、出血、心律失常等术后并发症发生。

(3)观察局部有无肿胀、感染、浆液囊肿、疼痛等。

(4)新置入的输液港7天拆线,并观察伤口愈合情况。

(5)伤口敷料是否清洁干燥,轻触输液港判断注射座有无移位、翻转。

(二)护理措施

1.穿刺护理

(1)核对患者姓名、住院号、腕带信息,操作前向患者及家属解释输液港维护的目的和注意事项,取得患者的配合。

(2)洗手,戴口罩,戴清洁手套,揭除敷贴,详细检查输液港周围皮肤有无压痛、肿胀、血肿、感染、浆液脓肿等。

(3)洗手,打开换药包,戴无菌手套。

(4)用 75% 乙醇棉球以输液港注射座为中心,由内向外,顺时针、逆时针交替螺旋状消毒 3 遍,消毒直径为 10~12 cm,再用络合碘棉球重复以上步骤。

(5)穿刺:以非优势手的拇指、示指和中指固定注射座,将注射座拱起,此三指的中心即为穿刺点,主力手持无损伤针,自三指中心垂直刺入,尽量避开前次穿刺点,当针头穿透穿刺隔时有落空感,再缓慢向下刺入至底部有抵触感时再稍向上回退 0.1~0.2 cm。

(6)穿刺后抽回血,确认针头是否在输液港内及导管是否通畅,用 20 ml 生理盐水脉冲式冲管,连接输液接头。

(7)在无损伤针下方垫厚度适宜的开口纱布后无张力覆盖无菌透明敷贴,固定好无损伤针,最后用胶布固定延长管。

(8)脱手套,洗手。敷料外注明维护者、维护日期及时间。

2.拔针护理

(1)无损伤针常规使用 7 天或疗程结束后,需要拔除无损伤针。

(2)冲、封管遵循 SASH 原则:选择 20 ml 生理盐水脉冲式冲洗导管,然后使用 100 U/ml 的肝素盐水正压封管。

(3)揭除敷贴,戴无菌手套,左手两指固定好输液港注射座,右手拔出针头,用纱布压迫止血 5 min,检查拔出的针头是否完整。用络合碘棉签消毒拔针部位,无菌敷料覆盖穿刺点 24 h。

3.输液护理

(1)必须使用无损伤针穿刺输液港。

(2)冲洗导管、静脉注射给药时必须使用 10 ml 以上的注射器,防止小注射器的压强过大,损伤导管、瓣膜或导管与注射座连接处。

(3)每次都以标准方式冲洗导管,冲管时机:①每次使用输液港后。②抽血或输注高黏滞性液体(输血、成分血、TPN、脂肪乳剂等)后,应立即冲净导管再接其他输液。③如持续输入高黏滞性液体,应每 4 h 冲管一次。④两种有配伍禁忌的液体之间应冲管。⑤治疗间歇期每 4 周冲管一次。

4.并发症的护理

(1)静脉输液港的并发症有血肿、导管移位、纤维蛋白鞘形成、血栓形成、导管夹闭综合征、导管阻塞、感染等,一旦发现静脉输液港输液不畅、穿刺点发红、渗液或疼痛时,应立即就医。

(2)指导患者避免置管侧上肢过度活动。

(3)操作者遵守无菌原则,严格规范穿刺、输液等操作,尽量避免上述并发症发生。

（三）健康教育

（1）告知患者植入静脉输液港的目的、方法以及配合要点。

（2）告知患者植入部位避免硬物撞击，以免输液港移位或损坏。

（3）若植入部位出现疼痛、发红、肿胀等应立即到医院就诊。

（4）出院后及长期不使用输液港时每4周来医院维护，用生理盐水20 ml脉冲式冲管后，再用100 U/ml肝素钠溶液20 ml封管，预防堵管及感染。

五、单针双腔置管护理

（一）评估要点

（1）患者生命体征，有无寒战、高热。

（2）置管部位渗血情况，置管处有无感染，敷料是否干燥。

（3）置管深度，换药以及封管时间。

（二）护理措施

1.一般护理

（1）提供舒适的环境，保持室内温暖，避免患者受凉。

（2）体位：保持管道通畅，翻身时注意防止导管牵拉、扭曲、折叠。

2.病情观察

（1）注意观察管道的固定情况，防止单针双腔管脱出。

（2）注意观察置管处有无红、肿、热、痛的现象发生。

（3）注意观察患者有无空气栓塞、出血、血栓等症状。

（4）每天一次换药及封管，当有污染时随时换药，保持敷料清洁、干燥，减少感染机会。

3.注意事项

（1）严禁在使用期间作为静脉输液通道。

（2）如发现管腔堵塞，应先用空注射器抽出管腔内残留的肝素盐水后，再向管腔内注入等量的尿激酶（5 000 U/ml）。

（3）如不需使用，要尽早拔除，防止感染。拔除时要求用力压迫止血，最少要压迫30 min以上，置管处要求消毒后用无菌纱布覆盖。

（4）如患者需带管转出本科室，需向转向科室护士及家属详细交代其注意事项，并在交接班本和护理记录单上体现并签名。

4.心理护理

操作前向患者及家属解释，向患者讲解相关知识，关怀患者，消除患者紧张心理，取得配合。

5.预防并发症

防止导管相关性血流感染、空气栓塞、下肢深静脉血栓、出血的发生。

（三）健康教育

（1）指导患者翻身动作轻柔，注意保护管道，严防脱出。

（2）交代患者注意休息，防止受凉，指导长期卧床患者有效咳嗽，防止肺部感染。

（3）对患者进行心理支持，鼓励积极配合治疗和护理。

六、腹膜透析护理

（一）评估要点

（1）患者生命体征、意识状况、有无水肿及消化道症状。

（2）患者既往史、化验及检查情况。

（3）导管出口处有无红肿、渗液等。

（4）腹透液引流是否通畅，引流液颜色、性状、腹透液超滤量等。

（二）护理措施

1.一般护理

（1）体位、活动：腹膜透析置管术后3天宜平卧，3天后改半卧或坐位，防止咳嗽、便秘等增加腹压的动作，以防伤口出血或导管漂移。

（2）饮食：根据病情给予优质动物蛋白（如鱼、瘦肉、牛奶、鸡蛋等）、高维生素食物（如新鲜蔬菜、水果等）。

（3）环境要求：操作环境保持清洁、整齐、空气清新，每日紫外线照射，用消毒液湿抹床头柜，拖地。

2.腹膜透析操作要点

（1）备齐用物，操作环境符合要求。

（2）提前半小时将腹透液加热至37℃左右，检查透析液包装是否完好，透析管路有无破损。

（3）洗手，戴口罩，悬挂透析液，确认透析短管上的旋钮已关紧，将透析短管与透析液管路对接。

（4）打开透析短管开关，引流腹腔内液体约15 min，结束后关闭短管开关。

（5）入液管路排气，排气时慢冲6～8 s。

（6）打开透析短管开关，入液，注入结束后关闭透析短管开关。

（7）打开并检查碘附帽，分离导管和透析液，套好碘伏帽。

（8）固定短管，将透析短管放入腹透管专用腰包中。

（9）整理用物，测量并计算超滤量，准确记录腹透超滤情况、更换腹透液次数及透析时间。

3.腹膜透析注意事项

（1）腹透液温度以37～40℃为宜，用干燥恒温箱加热。

（2）操作前洗手、戴口罩，检查透析液内有无杂质、沉淀，包装有无破损。

（3）检查引流管是否通畅，防止扭曲和牵拉，注意观察有无腹部疼痛、压痛、透析液浑浊等腹膜炎症状，有异常及时通知医生并处理。

（4）注意观察切口和腹透管出口处有无红肿、渗液，及时发现，及时换药。

（三）健康教育

（1）指导并教会患者准备居家腹透环境，掌握洗手、腹透换液的操作方法，坚持无菌技术原则。

（2）加强腹透导管出口处的护理，观察引流管是否通畅，引流液是否清亮，如有异常及时就诊，防止发生腹膜炎。

(3)妥善固定腹膜透析导管,合理使用清洁剂或消毒剂清洁及消毒腹透管。

(4)指导患者饮食、运动、用药及病情监测,保持大便通畅,加强并发症预防处理等自我管理知识和技巧的学习。

(5)建议患者使用腹透专用登记本,定时监测及控制血压,准确记录腹透超滤量及尿量,遵医嘱正确服用药物等。

(6)禁止在导管附近使用剪刀或其他利器。

七、有创呼吸机使用护理

(一)评估要点

(1)观察生命体征,尤其是 SpO_2、呼吸频率及节律、双肺呼吸音情况。

(2)血气分析结果。

(3)呼吸机的参数、呼吸机管道的通畅度及实时监测的患者参数。

(4)患者气道情况及痰液情况。

(二)护理措施

1.一般护理

(1)体位:无禁忌证者床头抬高 30°～45°,必要时予肢体约束,防脱管。

(2)遵医嘱准确记录 24 h 出入量。

2.病情观察

(1)密切观察,患者生命体征、神志、瞳孔、面色、周围循环及胸廓起伏是否对称,如患者出现发绀、躁动、出冷汗等变化时,注意呼吸道是否有痰阻塞或呼吸机发生故障,并及时做出处理。

(2)监测血气分析结果,掌握呼吸机治疗的效果,及时调整呼吸机参数。

(3)及时吸痰,保持气道通畅,加强气道湿化,注意观察痰液量、颜色、黏稠度。

(4)观察呼吸机的参数及运转情况,如出现报警及时查找原因。

3.管道的护理

(1)气管插管固定稳妥,气管插管刻度须每班交接,如有脱出,及时报告医生并协助处理。

(2)保持呼吸机管道通畅,防止扭曲、折叠。

(3)接水杯处于管道最低位,及时倾倒冷凝水。

(4)长期使用呼吸机者一般 7 天更换 1 次呼吸机管道,若有血液痰液污染随时更换。

(5)撤机后,呼吸机管道高水平消毒,呼吸机清洁备用。

4.预防并发症

(1)预防 VAP(呼吸机相关性肺炎)的发生:加强手卫生,加强口腔护理,抬高床头,防止胃内容物反流等。

(2)严密监测气道压力变化及呼吸运动状态,防止气压伤的发生。

(三)健康教育

(1)操作前向患者和家属说明使用呼吸机的必要性,针对患者的焦虑情绪予以心理安慰,取得合作。

(2)注意呼吸功能锻炼,鼓励患者深呼吸及有效咳嗽。

(3)气管插管术后,告知患者头部摆动不能太剧烈,床上活动时注意防止管道脱出。

(4)告知患者床头呼叫铃的位置,并方便患者使用。

(5)指导患者正确使用与医护人员沟通的方式,教会患者使用简单的手语,必要时使用写字板写字或手指相关文字牌、标识表达需求。

八、无创呼吸机使用护理

(一)评估要点

(1)观察生命体征,尤其是 SpO_2、呼吸频率及节律、双肺呼吸音情况。

(2)血气分析结果。

(3)无创呼吸机的参数、呼吸机管道的通畅度及实时监测的患者参数。

(4)患者气道情况及咳痰情况。

(二)护理措施

1.一般护理

(1)体位:无禁忌证者床头抬高30°～45°。

(2)给予高蛋白、高热量、富含维生素、易消化饮食(如鱼、瘦肉、牛奶、豆制品、蔬菜、水果等)。

2.病情观察

(1)密切观察生命体征、SpO_2、神志及缺氧症状是否改善。

(2)监测血气分析结果,掌握呼吸机治疗的效果,及时调整无创呼吸机参数。

(3)加强气道护理,保持呼吸道通畅,鼓励患者咳痰,注意观察痰量、颜色、黏稠度,进食、饮水时小心呛咳,严防窒息。

(4)观察无创呼吸机的参数及运转情况,如出现报警及时查找原因。

3.管道的护理

(1)无创呼吸机管道与面罩连接紧密,面罩大小合适,漏气量在正常范围内。

(2)保持管道通畅,防止扭曲、折叠。

(3)无创管道一人一更换,使用后丢弃,湿化罐高压灭菌。

4.预防并发症

(1)鼻面部压迫性损伤:根据脸形选择密闭性能好的面罩或鼻罩,固定松紧度适宜。

(2)严密监测气道压力变化及呼吸运动状态,防止气压伤的发生。

(三)健康教育

(1)向患者及家属介绍无创呼吸机的性能及使用方法,使患者了解其安全性、必要性,取得理解配合。

(2)注意呼吸功能锻炼,加强翻身拍背,鼓励患者多饮水、深呼吸及有效咳嗽排痰。

(3)指导患者与无创呼吸机同步,嘱患者闭嘴,用鼻呼吸,以防气体进入胃内造成胃胀气,导致返流、误吸等。

九、血液净化护理

（一）评估要点

（1）患者的临床症状、血压、体重等，合理设置脱水量和其他治疗参数。

（2）血管通路的状态，如动静脉内瘘局部的触诊和听诊，中心静脉置管的评估等，及时发现相关并发症，并确保管路的通畅。

（3）透析过程中认真巡视，检查机器运转情况、血管通路情况、体外循环情况，定时测量生命体征，及时发现血液透析相关并发症并及时处理，常见并发症有出血、溶血、肌肉痉挛、心律失常、低血压等。

（二）护理措施

1.透析前准备

（1）备齐用物，核对患者姓名、透析器、透析管路的型号及有效期、透析机及透析方式。

（2）准备机器，开机，机器自检。

2.检查器械

检查血液透析器及透析管路有无破损，外包装是否完好，遵循无菌原则按照体外循环的血流方向依次安装管路和透析器。

3.预冲

（1）启动透析机血泵 80～100 ml/min，用生理盐水先排尽透析管路和透析器膜内气体，生理盐水流向为动脉端→透析器→静脉端，不得逆向预冲。

（2）将泵速调至 200～300 ml/min，连接透析液接头与透析器旁路，排尽透析器透析液室（膜外）气体。

（3）生理盐水预冲量，应严格按照透析器说明书中的要求，进行闭式循环或肝素生理盐水预冲，应在生理盐水预冲量达到 500 ml 后再进行。

（4）推荐预冲生理盐水直接流入废液收集袋中，并将废液收集袋放于机器液体架上，不得低于操作者腰部以下，不建议预冲生理盐水直接流入开放式废液桶中。

（5）冲洗完毕后再次核对，根据医嘱设置治疗参数。

4.动静脉内瘘穿刺

（1）检查患者自身血管通路：有无红肿、渗血、硬结，并摸清血管走向和搏动。

（2）选择好穿刺点，消毒穿刺部位。

（3）根据血管粗细和血流量的要求选择穿刺针。

（4）采用阶梯式、纽扣式等方法，以合适的角度穿刺血管；先穿刺静脉，再穿刺动脉，以动脉端穿刺点距动静脉内瘘口 3 cm 以上，动静脉穿刺点之间的距离在 10 cm 以上为宜，固定穿刺针。

（5）根据医嘱推注首剂量肝素（使用低分子量肝素作为抗凝剂，应根据医嘱上机前静脉一次性注射）。

5.透析开始

（1）穿刺针与透析管路连接，透析开始。

(2)检查是否固定好患者的内瘘针及管路,测量患者血压、脉搏,再次核对各项参数并记录。

(3)处理用物。

6.透析结束

(1)调整血液流量至 100 ml/min。

(2)打开动脉端预冲侧管,用生理盐水将残留在动脉侧管内的血液回输到动脉壶。

(3)关闭血泵,靠重力将动脉侧管近心侧的血液回输入患者体内。

(4)夹闭动脉管路夹子和动脉穿刺针处夹子。

(5)打开血泵,用生理盐水全程回血。回血过程中,可使用双手揉搓滤器,不应挤压静脉端管路。生理盐水回输至静脉壶,安全夹自动关闭后,停止继续回血。不宜将管路从安全夹中强制取出,将管路液体完全回输至患者体内。

(6)夹闭静脉管路夹子和静脉穿刺针处夹子。

(7)拔出动脉内瘘针后再拔静脉内瘘针,压迫穿刺部位 2～3 min。

(8)弹力绷带压迫止血,松紧要适度,压迫后能触及动脉搏动,嘱患者压迫 15～20 min 后摘除止血带,观察有无出血,听诊内瘘杂音是否良好。

7.整理

整理用物,测量生命体征,记录。

(三)健康教育

(1)告知患者血液透析的原理、透析过程的相关知识,提高患者对血液透析的认识,消除恐惧心理。

(2)告知患者饮食、用药、并发症的预防等自我管理的知识和技巧。

(3)透析完毕当日穿刺部位不沾水。密切观察穿刺处有无渗血、肿胀,如有异常立即压迫止血,并告知医生。

(4)保持瘘侧肢体清洁,切勿抓伤、碰伤皮肤。

(5)严禁在瘘侧肢体测血压、抽血、静脉注射、输血等操作,以免造成内瘘闭塞。

(6)嘱患者做适当的肢体运动,避免重体力劳动。

十、血液灌流护理

(一)护理措施

1.操作前准备

(1)备齐用物,核对患者姓名、透析器、灌流器、管路的型号及有效期、透析机及透析方式。

(2)开机自检。

2.检查器械

安装透析器、灌流器及管路。

3.预冲

(1)开启血泵调至 100 ml/min,开始预冲。

(2)生理盐水冲至动脉除泡器(动脉小壶)向上的透析管路动脉端的末端处,关闭血泵,连接灌流器。

(3)待透析器、灌流器、透析管路连接后，继续生理盐水预冲，排尽灌流器、透析器中的气体，用肝素生理盐水预冲，预冲总量按照灌流器说明书要求执行。

(4)最后一袋肝素盐水剩余 250 ml 左右时关泵，同时夹闭静脉管路末端，夹闭废液袋，等待患者上机。

4.灌流过程

(1)连接体外循环。

(2)治疗过程中，观察机器的运转情况、各项压力监测的情况、患者的主诉和生命体征变化，如有异常，及时汇报和处理。

(3)灌流治疗一般为 2～2.5 h，灌流治疗结束后，回生理盐水 200 ml 左右，取下灌流器，继续血液透析治疗或者结束治疗，回血。

(二)健康教育

(1)告知患者血液灌流的原理和目的，治疗过程中配合的技巧。

(2)告知患者治疗过程中可能发生的并发症，如寒战、发热、呼吸困难等，嘱患者有任何不适及时告知医护人员。

(3)出现皮下瘀斑、留置导管处渗血或其他部位出血，及时告知医护人员。

(4)嘱患者进食清淡、易消化食物，卧床休息。

十一、血浆置换护理

(一)评估要点

(1)中心静脉置管管路通畅情况。

(2)患者生命体征的变化，记录血压、脉搏、血氧饱和度及各种治疗参数。

(3)患者的各项压力指标包括动脉压、静脉压、跨膜压、血浆压、血浆入口压等。

(二)护理措施

血浆置换分为单重血浆置换和双重血浆置换。

1.单重血浆置换

(1)洗手、戴口罩、戴清洁手套，遵医嘱备齐用物。

(2)核对：患者姓名、血浆分离器的型号及有效期、置换液及置换方式。

(3)开机自检，按照机器要求进行管路连接，预冲管路及血浆分离器。

(4)遵医嘱设置血浆置换参数及报警参数，连接体外循环。

(5)血浆置换治疗开始时，全血液速度宜慢，观察 2～5 min，无反应后再以正常速度运行。

(6)观察患者生命体征和机器运行情况，包括全血流速、血浆流速、动脉压、静脉压、跨膜压变化等。

(7)置换量达到目标量后回血，观察患者的生命体征，记录病情变化及血浆置换治疗参数和结果。

2.双重血浆置换

(1)洗手、戴口罩、戴清洁手套，遵医嘱备齐用物。

(2)核对：患者姓名、血浆分离器、血浆成分分离器的型号及有效期、置换液及置换方式。

（3）开机自检，按照机器指引进行血浆分离器、血浆成分分离器、管路、监控装置的安装连接，预冲。

（4）遵医嘱设置血浆置换参数及各种报警参数：如血浆置换目标量、各泵的流速或血浆分离流量与血流量比率、弃浆量和分离血浆比率等。

（5）血浆置换开始时，全血液速度宜慢，观察 2～5 min，无反应后再以正常速度运行。通常血浆分离器的血流速度为 80～120 ml/min，血浆成分分离器的速度为 25～30 ml/min。

（6）密切观察患者生命体征和机器运行情况，包括全血流速、血浆流速、动脉压、静脉压、跨膜压和膜内压变化等。

（7）血浆置换达到目标量之后，进入回收程序，按照机器指引进行回收，观察并记录患者的病情变化、治疗参数、治疗过程及结果。

（三）健康教育

（1）告知患者血浆置换的原理和意义，治疗过程中配合的技巧。

（2）告知患者血浆置换过程中可能发生的并发症，如皮肤瘙痒、寒战、抽搐等，嘱患者如有不适及时告知医护人员。

（3）血浆置换过程中保持合适的体位，预防管路阻塞、曲折、脱落。

（4）治疗完毕后测量生命体征，嘱咐患者卧床休息 30 min，下床时动作宜缓慢，勿用力过猛。

十二、血液滤过护理

（一）评估要点

（1）患者的临床症状、血压、体重等，合理设置脱水量和其他治疗参数。

（2）血管通路的状态，如动静脉内瘘局部的触诊和听诊，中心静脉置管的评估等，及时发现相关并发症，并确保通路的通畅。

（3）透析过程中认真巡视，检查机器的运转情况、血管通路的情况、体外循环情况，定时测量生命体征，及时发现血液透析相关并发症并及时处理，常见并发症有出血、溶血、肌肉痉挛、心律失常、低血压等。

（二）护理措施

1.操作前准备

（1）洗手、戴口罩、戴清洁手套，备齐用物。

（2）核对：患者姓名、滤器及管路的型号和有效期、透析机及治疗方式。

（3）开机，自动自检。

2.器械检查

按照机器的指引正确安装滤器、透析管路、置换液管路、血滤管路。

3.预冲

（1）启动透析机血泵 80～100 ml/min，用生理盐水先排净管路和血液滤过器血室气体。生理盐水流向为动脉端→透析器→静脉端。

（2）机器在线预冲：通过置换液连接管，使用机器在线产生的置换液按照体外循环血流方向密闭冲洗。

(3)冲洗完毕后根据医嘱设置治疗参数。

4.治疗过程

(1)准备血液通路,连接体外循环。

(2)治疗过程中,注意观察机器运转、各项压力情况、患者主诉和生命体征变化,如有异常及时汇报和处理。

(3)治疗结束,回血,机器在线回血或生理盐水回血。

(三)健康教育

(1)告知患者血液滤过的原理和目的。

(2)告知患者治疗过程中可能出现的并发症,如低血压、出血、空气栓塞、败血症等,如有不适及时告知医护人员。

(3)指导患者增加富含优质蛋白质、维生素、微量元素等食物的摄入。

十三、脑室引流管的护理

(一)评估要点

(1)患者的意识、瞳孔、呼吸、脉搏及血压的变化。

(2)患者有无恶心、呕吐、头痛等颅内压增高症状。

(3)脑脊液的颜色、形状、量;引流管是否通畅。

(二)护理措施

1.一般护理

(1)保持病房内清洁卫生、空气流通。

(2)绝对卧床休息,协助患者保持安静,减少头部运动,对于患儿、神志不清和躁动的患者应有专人看管,必要时使用约束带进行约束。

(3)加强口腔护理、皮肤护理、生活护理。

(4)引流袋固定于患者床头,悬挂高度应高于侧脑室平面 10~15 cm 以维持正常颅内压。

2.严格无菌操作,防止颅内感染

(1)搬动患者时应夹闭引流管,防止引流液逆流。

(2)每天定时倾倒引流液,准确记录引流量,在倾倒引流液前后要对引流袋口进行严格消毒。

(3)严格无菌操作,严防逆行感染。更换引流袋及倾倒引流液时应夹闭引流管,以免管内脑脊液逆流回脑室,禁止在引流管上穿刺以免造成污染。

(4)脑室引流管引流时间为开颅术后 3~4 天,一般不超过 7 天。

3.注意引流液速度及量

(1)正常脑脊液的分泌量为 0.3 ml/min,每 24 h 分泌量为 400~500 ml。当颅内继发感染、出血及脑脊液吸收功能下降或循环受阻时,其分泌量将增加。

(2)切忌引流过快过多,若患者出现低颅压性头痛、恶心、呕吐,应抬高引流管或暂时夹闭引流管以控制引流量。

（3）若引流液速度明显加快且颜色变红，可能为脑室内再出血，此时注意保持引流通畅，并通过调节引流瓶悬挂的高度控制脑脊液的流速，尽早行 CT 检查，明确病因。

4.观察引流脑脊液的性状

（1）正常脑脊液无色透明，无沉淀，术后1～2天脑脊液可略带血性，以后颜色应逐渐变浅，至清亮。

（2）如术后脑脊液中有大量鲜血，或术后血性脑脊液的颜色逐渐加深，并出现血压波动，则提示有脑室出血，出血量过多时应紧急手术止血。

（3）发现脑脊液混浊，呈毛玻璃状或有絮状物，并且临床出现高热、呕吐、抽搐等症状时，应马上将脑脊液送检。

5.保持引流管的通畅

（1）引流管不可受压、扭曲、折叠或阻塞。

（2）为患者翻身、治疗及护理操作时，动作要轻柔缓慢，夹闭并妥善固定好引流管，避免牵拉引流管，防止引流管脱出及气体进入。

（3）肉眼观察引流管是否通畅，引流管内的脑脊液可随患者的心跳和呼吸上下波动。

6.保持穿刺部位敷料干燥

引流处伤口敷料和引流袋应每天更换，污染时随时更换；保持引流系统的密闭性，防止逆行感染。

7.及时拔除引流管

脑室持续引流一般不超过1周，脑水肿期过后，颅内压逐渐降低，应及早拔除引流管，拔管前需夹闭引流管 24 h，密切观察患者有无头痛、呕吐等症状，以便了解脑脊液循环是否通畅，颅内压是否升高。

8.拔管后观察

拔管后应加压包扎伤口，指导患者卧床休息，减少头部运动，注意穿刺处伤口有无渗血和脑脊液漏出，观察患者生命体征、意识状态的变化，如出现头痛、呕吐等颅内高压症状，应及时通知医生做相应处理。

（三）健康教育

（1）女性患者剃光头发前应加强宣教，消除其思想顾虑。

（2）绝对卧床休息，注意动作轻柔，防止脑室引流管脱出。

（3）告知患者家属留置脑室引流管的目的，取得配合，引流袋高度不可自行调整。

第二章　住院护理与安全护理

第一节　住院护理

一、一般患者入院护理

(一)评估要点

(1)患者主诉、目前的疾病情况。

(2)生命体征、皮肤、意识状态、饮食、睡眠、大小便情况及自理能力、心理状态等。

(二)护理措施

(1)责任护士热情接待入院患者,并进行自我介绍,送患者至床旁,将腕带戴在患者手腕上,扣紧。详细介绍住院规章制度、探视制度、病室环境、安全管理及疾病健康教育知识。

(2)及时通知主管医生、护士长,并填写各种护理记录单,及时执行医嘱。

(3)入院患者首次测体重、身高、生命体征(体温、脉搏、呼吸、血压)一次,以后每周测体重、血压一次。病情不允许测量体重时,则在相应栏内填写"平车""轮椅"或"卧床"。高热患者按高热护理常规处理并记录。每日记录大小便,异常时及时通知医生进行处理。

(4)按医嘱对患者进行饮食指导。

(5)遵医嘱做好分级护理,按分级护理要求严密观察病情变化,各班加强巡视,发现病情变化及时通知医生,并协助处理。及时准确送检三大常规及各种检验检查标本。

(6)责任护士主动与患者及家属进行交流沟通,在本班内做好入院评估、压疮风险评分、跌倒风险评分、心理护理及健康教育。压疮风险高危者及时报告护士长、做好床头高危标识及宣教。

(7)根据患者病情及自理能力,对患者进行基础生活护理,如理发、沐浴、更衣、修剪指(趾)甲等。危急重症患者可酌情暂免卫生处置。对有虱、蚬者,先按灭虱法处理后再行卫生处置。

(三)健康教育

(1)向患者介绍住院期间的权利与义务,签署住院告知书。

(2)根据病情对患者进行饮食指导。

(3)根据不同疾病向患者提供有针对性的健康教育和心理护理。

二、危重患者入院护理

（一）评估要点

（1）入院原因、目前的疾病情况。

（2）生命体征、皮肤、意识状态、饮食、睡眠、大小便情况及自理能力、心理状态等。

（二）护理措施

（1）立即准备床单位，尽量安排在离护士站近的地方，并根据患者病情将备用床改为暂空床或麻醉床，拉好床栏。

（2）立即通知医生，备好急救药品和器材，如抢救车、氧气、吸引器、输液用物等。

（3）监测生命体征、神志、皮肤黏膜情况、疼痛及排泄物情况，发现异常及时通知医生处理。

（4）更衣，做好体格检查准备。患者贵重物品交由家属保管。

（5）实施心理护理。对神志清楚者，给予安慰解释，减轻恐惧、紧张情绪，使其能配合治疗。

（6）安置好患者后，引导家属了解病室环境，做好入院介绍。对于意识不清的患者或婴幼儿，需暂留家属或护送者，以便询问病史。

（7）向患者或家属交代注意事项，如禁食、特殊治疗或手术等。

（8）联系辅助科室做床旁检查。

（9）建立患者信息标记：包括床头信息卡、等级护理牌、饮食牌、药物过敏牌、防跌倒标识、腕带标识等。

（10）疑似传染病者，应按隔离原则处理，病情许可下，进行必要的卫生处置。

（三）健康教育

（1）向患者家属介绍住院期间的权利与义务，签署住院告知书，根据病情签署病危通知单。

（2）根据病情进行饮食指导。

三、转入护理

（1）本科室接到通知需接受转入患者后，准备好床单位，通知转出科室送患者，按入院护理常规护理。

（2）与转出科室的护士一起床头交接患者皮肤情况、病情及其他用物，做好相关记录，通知主管医生。

（3）查对当日治疗，是否带入药品。评估症状、体征，测量体温、脉搏、呼吸、血压，核对护理记录是否与病情相符。

（4）建立患者标识，写好床头卡。

（5）向患者及家属介绍主管医生及护士，介绍病室环境及科室相关规章制度。

（6）根据医嘱，责任护士应了解转入患者的病情及治疗护理情况，按分级要求及专科护理对患者进行护理，向患者及家属讲解下一步治疗护理要求及注意事项。

四、转出护理

（1）根据转科医嘱，责任护士及时准确完成各项护理记录。

(2)责任护士联系转入科室,简单介绍病情,通知其准备好床单位及相关的医疗设备。

(3)协助患者整理用物。

(4)携带患者就诊的病历资料、药品等,根据患者病情严重程度选派医护人员护送患者至转入科室,途中密切观察患者病情变化,确保转运安全。

(5)认真与转入科室护士做好交接,内容包括:基本情况、生命体征、意识状况、皮肤情况、出血情况、各种管道引流情况、腕带、使用的药物等。

(6)详细填写交接记录,双方护士签名。

(7)做好床单位终末消毒工作,铺好备用床,准备迎接新患者。

五、出院护理

(1)医生开具出院医嘱后,护士及时将出院医嘱处理完毕。

(2)交代患者家属正确办理出院手续。

(3)针对患者的恢复情况,重点介绍医治效果、病情现状、巩固疗效、防止复发等事项,帮助患者建立健康的生活习惯。对出院的患者做好出院指导。

(4)根据出院医嘱,停止各种治疗,责任护士及时准确完成各项护理记录,按顺序整理病历。

(5)协助患者整理物品,收回医院用物,为患者提供服药指导、营养指导、康复训练指导及复查要求,并以书面资料形式发给患者或家属。

(6)征求患者意见,记录患者离开病房时间,热情地送其离开病房。

(7)做好床单位终末消毒工作,铺好备用床,准备迎接新入院患者。

第二节　安全护理

一、用药错误防范护理

(一)评估要点

1.患者评估

询问患者既往病史、用药史、过敏史;生命体征、心功能情况及肝肾功能生化指标;患者及家属对药物知识的了解情况。

2.药物评估

药品(内服、注射、外用、消毒药以及高危药品、麻醉药品)是否分类放置,各类药品的瓶签与药名是否相符,标签是否明显、清晰,药品是否在有效期,药品是否符合储存标准。

3.用药过程评估

给药途径是否正确,用药时间是否合理,给药方法是否准确,给药速度是否合理,护士对药品作用及副反应是否全面了解,护士巡视观察是否到位。

（二）防范措施

（1）妥善保管药物：药物的放置符合药物储藏要求，专柜（专屉）、分类、原包装存放（在使用前不能去掉包装和标签）；高危药物单独存放，有醒目标识。留存基数的品种和数量宜少不宜多。

（2）杜绝过期药物：坚持"先进先出""需多少领多少"的原则，定时清理，及时更换快过期药物，报废过期药物。

（3）杜绝不规范处方和口授处方（非紧急情况下），及时识别和纠正有问题的医嘱，从源头杜绝或减少用药错误的发生。

（4）正确执行医嘱：做到正确的时间、正确的患者、正确的剂量、正确的途径和正确的方式给药，认真观察患者用药后的反应。

（5）严格落实查对制度：坚持"三查八对"，严格检查药品质量。

（6）用药前再次核对床号、姓名及药物。询问患者用药史和药物过敏史，倾听患者主诉，如有疑问，停止用药，再次查对无误，方可执行。

（7）加强学习与培训，不断提高和更新临床药学知识，提高用药水平。

（三）处理措施

（1）发现药物错误或用药对象错误后，立即停止药物的使用，报告医生和护士长，迅速采取相应的补救措施，尽量避免对患者身体造成损害，将损害降至最低程度。

（2）发现输液瓶内有异物、絮状物，疑为真菌或其他污染物质时，立即停止液体输入，更换输液器，遵医嘱进行相应处理，如抽患者血样进行细菌培养及药物敏感试验，抗真菌、抗感染治疗等。

（3）保存剩余药物备查。

（4）密切观察病情变化，监测生命体征，稳定患者及家属情绪，完善各种记录。

（5）妥善处理后选择时机与患者和家属进行沟通，争取取得理解和配合。

（6）如患者或家属有异议，在医患双方在场时封存剩余液体，及时送检。

（7）当事人填写"护理不良事件报告表"，科室及时讨论、分析，针对事件引发的原因进行整改，根据情节和对患者的影响提出处理意见。护士长按照护理不良事件报告制度的要求在规定时间内上报护理部等职能部门。

二、导管脱落防范护理

（一）评估要点

1.患者评估

年龄、意识和精神状态、有无拔管史、活动能力、沟通能力和依从性、患者对疼痛的耐受力。

2.导管评估

观察引流管引流液的性质、量；留置导管的种类、数量和质量等；固定位置是否妥当。

（二）防范措施

（1）所有管道必须妥善固定，由置管者做好标记，详细记录管道名称、留置时间、部位、长度，观察和记录引流管引流液的性质、量，发现异常，及时处理。

(2)加强对高危患者(如意识障碍、躁动、有拔管史、依从性差的患者)的观察,重点交接此类患者。

(3)做好患者和家属的健康宣教,增强其防范意识及管道自护能力。

(4)严格遵守操作规程,治疗、护理中动作轻柔,注意保护导管,防止导管脱落。

(5)加强培训,提高护士防导管脱出移位的风险意识,如 PICC 置管,穿刺时尽量避开肘窝,用透明敷料固定体外导管,也可以使用固定翼加强导管固定;更换敷料时,避免将导管带出体外。

(三)处理措施

根据脱落导管的类别采取相应的措施,查找原因,做好记录和交接,防止再次脱管。

1.伤口引流管脱落

立即报告医生,将脱出的引流管交医生查看是否完整,如有管道断裂在体内,须进一步处理;观察伤口渗出情况,如需再次置管时,协助医生做好相关准备。

2.胸腔闭式引流管脱落

引流管与引流瓶连接处脱落或引流瓶损坏,立即夹闭引流管并更换引流装置;引流管从胸腔滑脱,立即用手捏闭伤口处皮肤,通知医生并协助处理。

3."T"管脱落

立即报告医生,密切观察腹痛情况,告知患者暂禁食禁饮,必要时协助医生重新插管。

4.胃管脱落

观察患者有无窒息表现,是否腹胀;如病情需要,遵医嘱重新置管。

5.导尿管脱落

观察患者有无尿道损伤征象,是否存在尿急、尿痛、血尿等现象;评估患者膀胱充盈度、是否能自行排尿,必要时遵医嘱重新置管。

6.气管导管脱落

对气管切开患者立即用止血钳撑开气管切开处,确保呼吸道通畅,同时报告医生,给予紧急处理。

7.PICC 置管、深静脉置管脱落

(1)导管部分脱出:观察导管脱出的长度,用无菌注射器抽回血,如无回血,报告医生,遵医嘱用肝素钠液或尿激酶通管,如导管不通畅则拔管;如有回血,用生理盐水冲管保持通畅,重新固定,严禁将脱出的导管送回。

(2)导管完全脱出:测量导管长度,观察导管有无破损或断裂;评估穿刺部位是否有血肿或渗血,用无菌棉签压迫穿刺部位,直到完全止血;消毒穿刺点,用无菌敷贴覆盖;评估渗出液性状、量;根据需要重新置管。

(3)导管断裂:如为体外部分断裂,可修复导管或拔管。如为体内部分断裂,立即报告医生并用止血带扎于上臂;如导管尖端已漂移至心室,应制动患者,协助医生在 X 线透视下确定导管位置,以介入手术取出导管。

8.自控镇痛泵(PCA)导管脱落

立即检查导管末端是否完整,报告医生及麻醉师进行处理,密切观察病情及生命体征变化。

三、跌倒防范护理

(一)评估要点

(1)病史。①是否有跌倒史。②现病史:有无头晕、眩晕、直立性低血压(包含贫血、血小板减少)、营养不良等。③有无使用特殊药物:如镇静安眠剂、降血糖药物、利尿剂、泻药、肌肉松弛剂、激素、散/缩瞳剂等。

(2)身体评估。①有无意识障碍:失去定向感、躁动混乱等。②是否存在活动障碍:步态不稳、平衡感差、需使用助行器、肢体功能障碍等。③有无排泄障碍:需协助如厕,使用药物后有无尿频、腹泻。④视力障碍。⑤患者依从性。⑥年龄是否≥70岁。⑦自理能力。

(二)护理措施

(1)定期检查病房设施,保持设施完好,杜绝安全隐患。

(2)病房环境光线充足,地面平坦干燥,特殊情况有防滑警示牌。

(3)对住院患者进行动态评估,识别跌倒的高危患者并予以重点防范。做好健康宣教,增强患者及家属的防范意识。

(4)服用镇静、安眠药的患者未完全清醒时,不要下床活动;对服用降糖、降压等药物的患者,应注意观察用药后的反应,预防跌倒。

(5)长期卧床、产后、术后第一次小便时,应鼓励在床上小便,确实需要起床小便,应有人在床旁守护,防止因直立性低血压或体质虚弱而跌倒。

(6)长期卧床、骨折、截肢等患者初次下床行走时,应有人守护,并告知拐杖等助行器的使用方法。

(7)对于躁动不安、意识不清、年老体弱、婴幼儿及运动障碍等易发生坠床的患者,应予护栏等保护装置,并对照顾者给予相关指导。

(8)当患者突然跌倒时,护理措施如下。①护士立即到患者身边,同时立即报告医生,协助评估患者意识、受伤部位与伤情、全身状况等情况,并初步判断跌伤原因和认定伤情。②疑有骨折或肌肉、韧带损伤的患者,根据摔伤的部位和伤情采取相应的搬运方法,协助医生对患者进行处理。③患者头部摔伤,出现意识障碍等严重情况时,遵医嘱迅速采取相应的急救措施,并严密观察病情变化。④受伤程度较轻者,嘱其卧床休息,进行安慰工作,酌情进行检查和治疗。⑤对于皮肤出现瘀斑者进行局部冷敷;皮肤擦伤渗血者用碘伏清洗伤口后,以无菌敷料包扎;出血较多者先用无菌敷料压迫止血,再由医生酌情进行伤口清创缝合,并遵医嘱注射破伤风抗毒素。⑥孕妇发生跌倒,应观察和记录有无阴道流血、流水和宫缩,早期发现和处理流产、早产、胎膜早破、胎盘早剥等先兆。⑦心理护理:安慰患者,解除紧张不安情绪;了解患者跌倒时的情况,分析跌倒原因,加强巡视,向患者及家属做好健康宣教,增强防范意识。⑧填写跌倒、坠床报告表,上报护理部。

(三)健康教育

(1)告知患者可能存在的潜在危险,熟悉病房周围环境,穿合适的鞋子和衣裤,睡前记得排空小便,减少夜晚如厕次数,头晕或不便行动时,要呼叫医护人员协助。

(2)重视家属宣教:对患者既应做好心理慰藉工作,又要注意陪伴,勿让患者单独行动,以免发生不必要的伤害。

四、压疮防范护理

(一)评估要点

1.病史

评估患者是否为截瘫、慢性消耗性疾患、大面积烧伤及深度昏迷等长期卧床患者。

2.身体评估

评估发生压疮的危险因素,包括患者病情、意识状态、营养状态、肢体活动能力、自理能力、排泄情况及合作程度等。评估患者压疮易患部位,随患者卧位不同、受压点不同而有所不同,据统计枕部1.3%,肩胛骨2.4%,肘6.9%,骶骨36.9%,坐骨8%,足跟30.3%,颌、髂前上棘、股骨转子5.1%,膝3%,胫前、踝6.1%。评估压疮形成的原因、影响压疮愈合的因素;压疮伤口持续时间、分期,观察压疮的部位、大小(长、宽、深)、创面组织形态、潜行、窦道、渗出液等;有无并发症发生如感染、败血症、骨髓炎、鳞状上皮癌等;压疮愈合情况;患者接受治疗和护理措施的效果。

3.辅助检查

手工测量压疮的长、宽、深;X线片有助于判断压疮的深度、有无窦道形成。

(二)护理措施

1.压疮发生前一般护理

(1)避免形成压疮的因素:压力、剪切力、摩擦力、潮湿,并使用"压疮危险因素评估表"进行压疮评分。

(2)对活动能力受限或长期卧床患者,应定时变换体位,根据病情使用充气垫或采用局部减压措施。

(3)保持患者皮肤清洁,衣服和床单位清洁干燥、无皱褶。

(4)大小便失禁者及时清洁局部皮肤,更换污染的衣物及床单位,肛周可涂皮肤保护剂;需要限制体位的患者,采取可行的压疮预防措施。

(5)翻身,取30°侧卧位,半坐卧位应抬高床头<30°,减轻骨突处的压力和剪切力,避免压疮的发生。

2.压疮发生后一般护理

(1)根据压疮的分期采取相应的护理措施,原则是保护局部受损的组织,避免进一步受压、摩擦,促进局部血液循环,促进伤口愈合。

压疮Ⅰ期患者局部可使用薄膜类敷料、水胶体敷料、泡沫敷料、液体敷料加以保护。

压疮Ⅱ~Ⅳ期患者采取针对性的治疗和护理措施,定时换药,清除坏死组织,选择合适的敷料,皮肤脆薄者禁用半透膜敷料或水胶体敷料。

(2)长期卧床患者采取局部减压措施,定期翻身,变换体位,防止局部长时间受压,避免压疮加重或发生新的压疮,根据患者情况加强营养。

(3)创面有感染者,按外科换药法处理创面。对坏死溃疡面,彻底清除坏死组织,保持引流通畅;可取创面分泌物送检,做细菌培养及药敏试验,控制感染;加强支持疗法,促进创面愈合。可采用自溶性、机械性或手术等清创方法清除坏死组织,然后使用促进肉芽生长的敷料,保持创面湿性环境,加快愈合。

3.病情观察

(1)每班床头交接班,护理记录单上详细记录压疮发生的时间、部位、面积、分期、处理情况等。

(2)对无法判断的压疮和怀疑深层组织损伤的压疮需做进一步全面评估,采取必要的清创措施,根据组织损伤程度选择相应的护理措施。

4.选择合适的皮肤保护材料

高危压疮患者的骨隆突处皮肤,可使用水胶体敷料、泡沫敷料或液体敷料保护。

5.心理护理

耐心讲解疾病相关知识,减轻患者紧张情绪,取得患者的配合,树立其战胜疾病的信心。

(三)健康教育

(1)告知患者及家属发生压疮的危险因素和预防措施,指导患者正确的翻身方法,避免发生拖、拉等动作,坐轮椅的患者每隔 30 min 臀部抬离轮椅约 30 s,以减轻局部压力。

(2)指导患者加强营养,增加身体抵抗力,促进创面愈合。

(3)指导患者进行功能锻炼。

(4)正确使用失禁用品,避免皮肤受刺激,保持皮肤干燥、清洁。

五、药物过敏性休克防范护理

(一)评估要点

1.病史

询问患者过敏史、用药史、家族史。

2.身体评估

患者的意识与表情、皮肤色泽、温度、湿度、尿量、血压、脉搏、呼吸。

3.辅助检查

过敏原检查、血常规、皮肤视诊。

(二)护理措施

1.防范措施

(1)用药前详细询问患者药物过敏史、用药史、家族史,已知对某种药物过敏的患者,应禁用该药物(精制破伤风抗毒素 TAT 行脱敏注射除外)。

(2)正确实施药物过敏试验。

(3)过敏试验阳性者,报告医生,并在床头卡、医嘱单、病历夹、三测单、治疗卡上注明过敏药物名称,床尾(或床头)挂醒目的过敏试验阳性药物标志,并告知患者和家属。

(4)严格执行"三查八对",用药过程中密切观察药物反应,警惕过敏反应的延迟发生。

2.处理措施

(1)一旦发生过敏性休克,应立即停药,就地抢救,同时报告医生和护士长。

(2)将患者立即平卧,保持气道畅通并吸氧,做好气管插管或切开的准备工作。

(3)迅速建立静脉通路,遵医嘱使用肾上腺素、肾上腺皮质激素、血管活性药物、抗组胺类药物等,并记录。

(4)密切观察并记录患者的意识、瞳孔、生命体征及尿量等变化,注意保暖。患者未脱离危险期时,不宜搬动。

(5)发生呼吸、心搏骤停时应立即进行心肺复苏。

(6)心理护理:做好患者和家属的安抚工作。

(7)6 h内完善抢救记录。

(三)健康教育

1.重视防治

让患者了解病情变化和休克发生的经过,药物在治疗中可能出现的副作用,使患者和家属提高对休克的重视和预防。应嘱患者记住过敏性物质,远离过敏原。应在病历上注明药物过敏。

2.合理用药

使用药物时,要详细了解"三史",即过敏史、家族史和用药史。避免在饥饿状态下使用药物,在使用前应事先告诉患者如出现皮肤瘙痒和胸闷、心悸等症状应及时报告护士,同时加强观察,及时发现患者的不适症状并及时处理。

六、窒息护理

(一)评估要点

1.病史

评估患者误吸的高危因素:意识障碍;吞咽、咳嗽反射障碍;呕吐物不能有效排出;鼻饲管脱出或食物反流;头颈部手术;气管插管或气管切开;小儿、年老者、体弱者及进食过快者等。

2.身体评估

有无烦躁不安、出汗、鼻翼扇动、喉鸣音;有无面色苍白、口唇发绀;有无"三凹征";有无脉搏弱而快、血压下降及瞳孔散大。

3.辅助检查

血气分析和血常规,心电图检查。

(二)护理措施

1.对可能误吸的高危患者采取相应措施

(1)床旁备抽吸等急救装置。

(2)对意识、吞咽、咳嗽障碍的患者,遵医嘱鼻饲流质,注意妥善固定管道,防止其移位、脱出。

(3)不能自行排痰的患者,及时抽吸口鼻、气道分泌物,保持呼吸道通畅。

2.查找窒息原因

患者发生窒息,护士立即采取解除窒息的措施,同时迅速报告医生,查找窒息的原因。

3.针对导致窒息的原因采取相应的抢救措施。

(1)误吸:意识尚清醒的患者可采用立位或坐位,抢救者站在患者背后双臂环抱患者,一手握拳,使拇指掌关节突出点顶住患者腹部正中线脐上部位,另一只手的手掌压在拳头上,连续快速向内、向上推压冲击 6~10 次(注意勿伤及肋骨)。昏迷倒地的患者采用仰卧位,抢救者骑跨在患者髋部,按上法推压冲击脐上部位。通过冲击上腹部,突然增大腹内压力,可以抬高膈肌,使气道压力瞬间迅速加大,肺内空气被迫排出的同时阻塞气管的食物(或其他异物)上移并被驱出。如果无效,隔几秒钟后,可重复操作一次。

(2)幼儿喉部异物:现场人员应沉着冷静,迅速抓住幼儿双脚将其倒提,同时用空心掌击拍其背部,如异物不能取出,紧急气管切开或手术取异物。

(3)咯血导致的窒息:应立即有效解除呼吸道阻塞,清除气道内的血液,保持气道通畅。若发现咯血过程中咯血突然减少或停止,患者烦躁、表情恐惧、发绀等窒息先兆时应立即用吸引器吸出咽喉及支气管血块。

(4)头颈部手术或气管切开术后:应迅速报告医生,协助医生进行紧急处理。

4.保持呼吸道通畅

因痰液堵塞导致呼吸困难者,应立即吸痰,必要时行气管内插管、气管切开术。

5.交接

做好记录并详细交接班。

(三)健康教育

(1)指导患儿家属避免使用容易引起误吸的玩具和食物。

(2)患者呕吐时,应弯腰低头或头偏于一侧,及时清理呕吐物。

(3)指导患者及家属选择合适的食物,进食速度宜慢,进食过程中避免谈笑、责骂、哭泣等情绪波动。

七、自伤、自杀防范护理

(一)评估要点

1.病史

评估患者的现病史,是否患有严重疾病如恶性肿瘤、白血病等;疾病的治疗效果、精神状况及心理状况。

2.身体评估

评估面部表情、体态姿势、言语表情等变化,判断情绪特点;通过测量心率、血压,观察神经系统、内分泌系统症状变化及食欲、睡眠状况等,判断患者的情绪反应。

3.辅助检查

血液检查、X 线片或 CT 扫描有无躯体疾病。

(二)护理措施

1.一般护理

(1)把有消极意图的患者安排在靠近护士站的病房内,以利于随时观察、重点监护。必要时由其家属 24 h 陪伴,防止意外发生,发现患者去向不明,应及时报告、寻找。

(2)对有自伤、自杀行为的患者,注意清理床旁用物,禁止床旁留刀、剪、绳等危险物品及药名不详的药物,以防意外。晚期癌痛患者做好疼痛护理。

2.病情观察

(1)动态观察患者情绪变化,做好家属谈话,交代注意事项及可能发生的危险因素,取得家属配合,及时做好护理记录,必要时由家属签字。

(2)对情绪及行为有异常改变的患者,要重点监测,要求留家属 24 h 陪伴,防止患者趁工作人员疏忽时采取消极的行动。夜深人静,病态思维高度集中,晚期癌痛未控制和消极意念加重的患者易发生意外,要加强巡视,及时做好对症处理。

(3)严格执行值班交接班制度,尤其是夜间、凌晨、交接班时段和节假日。

(4)发现自杀患者,应尽力就地抢救,并保护现场,疏散围观人群,及时通知保卫部、相关人员及家属。

3.心理护理

主动关心、体贴患者,给予积极心理疏导、支持、鼓励,帮助患者克服消极悲观情绪,树立生活信心。

(三)健康教育

(1)鼓励患者参加力所能及的娱乐活动,如看电视、听音乐、散步、与恢复期患者交往等,转移、分散患者的消极情绪,调动患者积极性。

(2)告知患者家属密切注意患者的情绪及行为波动,发现异常及时报告医护人员。

八、患者走失防范护理

(一)评估要点

1.病史

患者既往史(有无走失现象);现病史:有无心脑血管病变(脑出血、脑梗死、脑萎缩等)、术后认知功能障碍、定向力障碍(脑炎、肝性脑病、酒精性脑病等)、记忆或认知功能障碍(智障、阿尔茨海默病、癫痫等);有无精神病史;心理状态(情绪焦虑、抑郁等);有无使用特殊药物如三环类抗抑郁药、抗癫痫药等。

2.身体评估

有无精神行为异常(精神分裂、抑郁、脑炎、癫痫等)。

(二)护理措施

(1)做好入院告知:对新入院患者及家属详细介绍入院须知。特殊情况外出前需征得经管医生和护士长同意方可离开。

(2)加强巡视和交接班,对有走失危险的高危患者(如精神、智能障碍者,无陪幼儿,老年患者等),及时与家属沟通。

(3)及时了解患者病情与心理变化。对于精神、心理、智能障碍患者,要求家属 24 h 陪伴。

(4)发现患者走失,及时寻找。了解患者走失前状况、有无异常表现,查看患者物件(留言、信件等),及时与家属沟通。

(5)确认患者走失,立即报告医生、护士长及保卫部(晚夜班报告总值班)等,与家属尽快联系,共同寻找。

(6)分析患者走失原因,进行相关处理。

(7)心理护理：对于找回的患者不能一味地怪罪，做好心理护理，了解外走的原因和经过，以便护理人员进一步制定相应的防范措施。

（三）健康教育

(1)责任护士进行个体化高危因素评估后，应及时与患者及家属进行沟通，讲解走失易发生的高危风险，使家属做到心中有数，及时配合做好患者的安全护理。

(2)责任护士应对健康教育的效果进行评估，如未达到预期效果仍要继续进行或修订方案，并重视患者存在的风险，在休息时，可让同病室的家属或告知护士帮助监护患者。

(3)护士向患者及家属进行安全教育，使之掌握安全防范知识，建立良好的护患关系，减少走失的发生，提高护理质量。

第三章　内科护理

第一节　呼吸系统疾病护理

一、呼吸系统疾病一般护理

1.环境

保持室内空气清新、洁净、安静,定时通风,维持室温在 18～22℃内,湿度 50％～60％,避免烟雾及灰尘的刺激,吸烟者劝其戒烟。定期进行空气消毒并监测消毒效果。

2.休息与给氧

恢复期患者可下床适当活动;危重者如呼吸衰竭、肺性脑病、支气管哮喘重度发作、大咯血等,应绝对卧床休息;呼吸困难者取半卧位,给予吸氧,根据医嘱调节氧流量及给氧方式。

3.饮食

根据病情给予高蛋白、高热量、高维生素、易消化饮食,避免油腻、辛辣刺激性食物。高热、危重患者给予流质或半流质饮食。

4.密切观察病情变化,做好对症护理

(1)监测体温、脉搏、呼吸、血压、神志等变化。

(2)观察患者咳嗽的性质、节律,痰液的颜色、性状、量、气味。鼓励患者多饮水,定时翻身拍背,指导患者进行有效咳嗽、排痰,保持呼吸道通畅。

(3)呼吸困难者予吸氧,根据病情调节氧流量,按医嘱给予雾化吸入治疗,必要时使用呼吸机辅助呼吸。

(4)昏迷、咯血、咳嗽反射减弱或咳痰无力者备吸引器于床旁,必要时吸痰。有窒息先兆者,备气管插管或气管切开包于床旁,必要时行气管切开术。

5.使用药物

遵医嘱使用药物并观察药物疗效及副作用。呼吸衰竭患者慎用镇静剂,禁用吗啡、巴比妥等抑制呼吸的药物。

6.心理护理

做好患者的心理护理,避免焦虑、紧张,使患者保持情绪稳定,能很好地配合治疗。

7.留取标本

指导患者及时准确留取各种标本,标本容器清洁干燥,取样新鲜,送检及时。

8.特殊检查

做好各种特殊检查的准备、配合及护理。

二、急性上呼吸道感染患者的护理

急性上呼吸道感染简称上感,为外鼻孔至环状软骨下缘包括鼻腔、咽或喉部急性炎症的总称,是呼吸道常见的疾病。主要病原体是病毒,少数是细菌,免疫功能低下者易感。

（一）评估要点

1.病史

评估患者的年龄、发病诱因、主要症状的发生频率、性质、严重程度、持续时间及伴随症状等;了解患者近期有无淋雨、受凉、过度劳累等。

2.身体评估

有无声音嘶哑、咳痰、鼻咽部不适、头痛、扁桃体肿大、发热、全身乏力等症状。

3.辅助检查

（1）血常规:病毒感染时白细胞计数多为正常或下降,淋巴细胞比例升高;细菌感染时,可见白细胞计数和中性粒细胞增多,并有核左移现象。

（2）病原学检查:主要采用咽拭子进行微生物检测;细菌培养可判断细菌类型和敏感药物种类;病毒分离、病毒抗原的血清学检查等有利于判断病毒类型。

（二）护理措施

1.环境和休息

创造安静、舒适的环境,保持室温在 $18\sim22℃$,湿度 $50\%\sim60\%$,空气流通,注意休息和个人卫生。

2.饮食护理

给予清淡、高热量、丰富维生素、易消化食物,如鱼、蛋类、新鲜蔬果、各类汤粥等,鼓励患者每天保持足够的饮水量,避免刺激性食物,戒烟、戒酒。

3.口腔护理

进食后漱口或给予口腔护理,保持口腔卫生,防止感染。

4.防止交叉感染

注意隔离患者,减少探视,避免交叉感染。指导患者咳嗽或打喷嚏时应避免对着他人,并拿双层纸巾捂住口鼻。患者使用的餐具、痰盂等用具应每天消毒,或使用一次性器具,回收后焚烧。

5.用药护理

遵医嘱对发热头痛者,选用解热镇痛药,鼻塞严重时可用 1% 麻黄碱滴鼻液滴鼻。注意观察药物不良反应,如使用青霉素,应密切注意有无过敏反应。

（三）健康教育

（1）避免诱发因素:帮助患者及家属知晓呼吸道感染的常见诱因,避免受凉、过度劳累,注意保暖；保持室内阳光充足、空气新鲜；在高发季节冬春季少去人群密集的公共场所；戒烟戒酒；防止交叉感染。

（2）注意劳逸结合，加强体育锻炼，增强机体抵抗力及抗寒能力，必要时注射疫苗。

（3）药物治疗后症状不缓解或出现耳鸣、耳痛、外耳道流脓等中耳炎症状；恢复期出现胸闷、心悸、眼睑水肿、腰酸或关节痛者，应及时就诊。

三、肺炎患者的护理

肺炎是指终末气道、肺泡和肺间质的炎症，可由病原微生物、理化因素、免疫损伤、过敏及药物所致。

（一）评估要点

1.病史

询问本病的有关病因，如有无着凉、淋雨、劳累等诱因；有无上呼吸道感染史、慢性阻塞性肺疾病、糖尿病等慢性病史；是否使用过抗生素、激素、免疫抑制剂等；日常活动、休息、饮食、排便等是否规律；是否吸烟及吸烟量。

2.身体评估

意识状况，有无烦躁、嗜睡、反应迟钝、表情淡漠、反复惊厥等；生命体征是否正常；有无急性面容、鼻翼扇动；有无面颊绯红、口唇发绀、皮肤黏膜出血、浅表淋巴结肿大；有无"三凹征"及异常的支气管呼吸音。

3.辅助检查

（1）血常规：有无白细胞计数升高、中性粒细胞增高及核左移、淋巴细胞比例升高。

（2）胸部 X 线检查：有无肺纹理增粗、炎性浸润影等。

（3）痰培养：有无细菌生长，药物敏感试验结果可指导用药。

（4）血气分析：是否有 PaO_2 减低和（或）$PaCO_2$ 升高。

（二）护理措施

1.休息与活动

高热患者应卧床休息，以减少耗氧量，缓解头痛、肌内酸痛等症状。病房应尽可能保持安静，环境适宜，定时通风。

2.口腔护理

高热及咳痰的患者应加强口腔护理，保持口腔清洁，预防口舌炎、口腔溃疡的发生。每日 2 次口腔护理，饭前、饭后漱口，口唇干燥者涂液状石蜡，口唇疱疹者局部涂抗病毒软膏，防止继发感染。

3.饮食与补充水分

给予高蛋白、高热量、高维生素、易消化饮食，多饮水（每日不少于 3 000 ml）。轻症者无需静脉补液，失水明显者遵医嘱静脉补液，补充因发热而丢失较多的水分和盐，加快毒素排泄和散发热量，尤其是食欲不佳或不能进食者。心脏病或老年人应注意补液速度，避免输液过快导致急性肺水肿。

4.降温护理

及时处理高热,高热时鼓励患者多饮水,可采用温水擦浴、乙醇擦浴、冰袋、冰帽等措施物理降温,以逐渐降温为宜,防止虚脱。儿童要预防惊厥,不宜用阿司匹林或其他解热药,以免大汗、脱水和干扰热型观察。患者出汗时及时协助擦汗、更换衣物,避免受凉。

5.病情观察

密切观察并记录生命体征,有无心率加快、脉搏细速、血压下降、脉压变小、体温不升或高热、呼吸困难等;神志是否有精神萎靡、表情淡漠、烦躁不安、神志模糊等;有无发绀、肢端湿冷,以便观察热型,协助医生明确诊断。重症肺炎不一定有高热。重点观察儿童、老年人、久病体弱者的病情变化。

6.用药护理

遵医嘱使用抗生素、止咳及祛痰药物,观察其疗效与不良反应。应用喹诺酮类药物(氧氟沙星、环丙沙星)偶见皮疹、恶心等;氨基糖苷类抗生素有肾毒性及耳毒性,老年人或肾功能减退者,应特别注意观察是否有耳鸣、头昏、唇舌发麻等不良反应的出现;应用头孢唑林钠可出现发热、皮疹、胃肠道不适等不良反应,偶见白细胞计数减少和丙氨酸氨基转移酶增高。患者一旦出现严重不良反应,应及时与医生沟通并对症处理。

7.呼吸困难、咳嗽、咳痰护理

(1)抬高床头,取舒适卧位。根据病情及血气分析结果选择给氧方式,重症肺炎或伴有低氧血症的患者出现明显呼吸困难、发绀时,要给予鼻导管或面罩吸氧。

(2)实施胸部物理治疗法,指导并鼓励患者进行有效的咳嗽、咳痰,以有利于排痰。对无力咳嗽或痰液干燥不易咳出时,给予雾化吸入、肺部理疗、变换体位、翻身拍背等,使其保持呼吸道通畅。

8.感染性休克患者的护理

(1)体位:患者取中凹卧位,抬高头胸部 $20°$,抬高下肢约 $30°$,有利于呼吸和静脉血回流。

(2)给予中、高流量(2~6 L/min)吸氧,维持 $PaO_2>60$ mmHg,改善缺氧状况。

(3)补充血容量:快速建立两条及以上静脉通道,遵医嘱补液等药物治疗。随时监测患者的血压、尿量、尿密度、血细胞比容等,监测中心静脉压并做好记录,及时调整补液速度。出现下列情况表示血容量已补足:口唇红润、肢端温暖、收缩压>90 mmHg、尿量>30 ml/h 以上。如血容量已补足,但尿量仍<20 ml/h,尿相对密度<1.018,应及时报告医生,注意有无急性肾衰竭。

9.心理护理

关心体贴患者,做好解释安慰和心理支持工作,使其保持情绪稳定,增强战胜疾病的信心。

(三)健康教育

(1)向患者及家属讲解肺炎的病因,避免受凉、过劳、酗酒等诱发因素,预防上呼吸道感染,积极治疗原有的慢性疾病,定期随访。

(2)室内经常通风换气,天气晴朗时,到室外呼吸新鲜空气,晒太阳。在感冒流行季节,应尽量避免去人多拥挤的场所,必要时佩戴口罩。

(3)指导患者遵医嘱按时服药,了解药物的用法、疗程、疗效、不良反应,防止患者自行停药或减量,定时随访。

(4)特殊患者的康复护理:慢性病、长期卧床、年老体弱者,应注意经常改变体位、翻身、拍背,咳出气道痰液,保持气道通畅;有吞咽障碍者特别注意防止误吸的发生;有感染征象及时就诊。

(5)根据气温变化合理增减衣服,衣着宽松,保持呼吸通畅。

四、慢性支气管炎患者的护理

慢性支气管炎简称慢支,是由感染或非感染因素引起的气管、支气管黏膜及其周围组织的慢性非特异性炎症,临床上以咳嗽、咳痰、喘息为主要症状,每年发病持续3个月,连续2年或2年以上。

(一)评估要点

1.病史

有无上呼吸道感染史;有无吸入冷空气、粉尘、刺激性气体或烟雾;有无对花粉、粉尘、真菌孢子等过敏。

2.身体评估

评估患者咳嗽、咳痰情况。慢性支气管炎以晨间咳嗽为主,睡眠中有阵咳或排痰,痰液一般为白色黏液和浆液泡沫性痰,偶见痰中带血。

3.辅助检查

(1)X线检查:早期无异常。支气管炎反复发作可引起支气管壁增厚,细支气管或肺泡间质炎症细胞浸润或纤维化,表现为肺纹理增粗、紊乱,呈网状或条索状、斑点状阴影,以双下肺野最明显。

(2)呼吸功能检查:早期无异常。若有小气道阻塞时,最大呼气流速-容量曲线在75%和50%肺容量时,流量明显降低。

(3)血液检查:细菌感染时偶可出现白细胞计数和(或)中性粒细胞增加。

(4)痰液检查:可培养出致病菌。痰涂片可发现革兰阳性或革兰阴性菌,大量破坏的白细胞或已破坏的杯状细胞。

(二)护理措施

1.休息与活动

患者以休息为主,采用舒适卧位。保持室内空气清新,温湿度适宜,通风良好,寒冷季节注意保暖,避免受凉。

2.饮食

根据病情给予高蛋白、高热量、高维生素、易消化饮食,如新鲜蔬菜水果、鱼、蛋类等,鼓励患者多饮水,每日饮水量1 500～2 500 ml,避免刺激性食物,戒烟、戒酒。

3.病情观察

观察患者体温、咳嗽、咳痰、喘息情况,有异常及时报告医生。

4.专科护理

定时翻身、拍背,指导患者进行有效咳嗽、排痰,保持呼吸道通畅。喘息明显者,遵医嘱予吸氧,必要时予雾化吸入治疗。

5.使用药物

按医嘱合理使用消炎、止咳、祛痰、平喘药物,观察药物疗效及不良反应。

6.心理护理

做好患者心理护理,鼓励患者积极配合治疗。

(三)健康教育

(1)指导患者及家属了解本病的相关知识,积极配合疾病治疗,减少急性期发作。增强体质、预防感冒、戒烟均是预防支气管炎的重要措施,还要避免被动吸烟,避免烟雾、化学物质等有害理化因素的刺激。

(2)平时多饮水,饮食宜清淡、有营养、易消化。

(3)注意劳逸结合,保证充足睡眠。寒冷季节外出时适当增加衣物,注意保暖。根据自身情况选择参加合适的体育锻炼,如健身、太极拳、跑步等,可增加耐寒训练,如冷水洗脸、冬泳等。

(4)定期检测肺功能,以选择有效的治疗方案,控制病情的发展。

五、慢性阻塞性肺疾病的护理

慢性阻塞性肺疾病(COPD)是一组以气流受限为特征的疾病,气流受限不完全可逆,呈进行性发展。COPD 主要累及肺部,但也可以引起肺以外的各器官损害。

(一)评估要点

1.病史

有无长期吸烟史,询问发作是否与气候变化有关,是否在感冒后加重,了解患者的职业,是否接触刺激性气体、化学物质、工业有机尘等职业性致敏原。

2.身体评估

了解患者有无咳嗽、咳痰、喘息或气促等表现。慢性支气管炎患者往往有长期、反复的咳嗽,冬春寒冷季节加重,天气转暖缓解,逐年加重;清晨和入睡前咳嗽频繁,白天较轻。痰液多为白色黏液或白色泡沫样痰,早晚排痰较多,偶有痰中带血,合并感染时痰量增多且变为黏液脓性。喘息型慢性支气管炎可有喘息或气促。慢性支气管炎患者早期无异常体征,急性发作期可有散在的干、湿啰音,喘息型者可闻及哮鸣音。

3.辅助检查

(1)肺功能检查:是判断气流受限的主要客观指标,对 COPD 诊断、严重程度评价、疾病进展、预后及治疗等有重要意义。

(2)胸部 X 线检查:COPD 早期胸部 X 线片可无变化,之后可出现肺纹理增粗、紊乱等非特异性改变,也可出现肺气肿改变。胸部 X 线片改变对 COPD 诊断特异性不高,主要作为确定肺部并发症及与其他肺部疾病鉴别之用。

(3)血气分析:对确定发生低氧血症、高碳酸血症、酸碱平衡失调,以及判断呼吸衰竭的类型有重要价值。

(4)其他:COPD 并发细菌感染时,外周血白细胞增高,核左移。痰涂片可能检出病原菌。常见病原菌为肺炎链球菌、流感嗜血杆菌、卡他莫拉菌、肺炎克雷白杆菌等。

(二)护理措施

1.休息与活动

室内保持合适的温湿度,冬季注意保暖,避免受凉,避免直接吸入冷空气。仅有通气障碍而无代偿不全时,鼓励患者适当下床活动;伴有缺氧和二氧化碳潴留的患者宜卧床休息,取坐位或半卧位。衣服要宽松,以减轻对呼吸的抑制。

2.饮食

鼓励患者多进食高蛋白、高热量、高维生素食物,如新鲜蔬果、鱼、蛋类等,少吃产气食品(如汽水、啤酒、豆类、土豆、红薯、萝卜等),避免辛辣刺激性食物。每日饮水量应在 1 500 ml 以上,少食多餐,每餐不要吃太饱,少食可以避免腹胀和呼吸短促。

3.病情观察

观察患者生命体征、神志变化;观察咳嗽、咳痰、呼吸困难的程度;监测 SpO_2、血气分析和水、电解质、酸碱平衡情况。

4.氧疗护理

鼻导管持续低流量吸氧,流量 $1\sim2$ L/min,避免吸入高浓度氧而引起二氧化碳潴留,提倡进行每天持续 15 h 以上的长期家庭氧疗,必要时予以无创辅助通气。氧疗有效的指标:呼吸困难减轻、呼吸频率减慢、发绀减轻、心率减慢、活动耐力增加。

5.用药护理

遵医嘱予以抗感染、止咳、祛痰、平喘、纠正内环境紊乱等治疗,密切观察药物的作用及不良反应。

6.保持呼吸道通畅,指导深呼吸及有效咳痰

指导患者每 $2\sim4$ h 定时进行数次深呼吸,在吸气末屏气片刻后爆发性咳嗽,促使分泌物从远端气道随气流移向大气道。痰多不易咳出时鼓励患者多饮水,可协助胸部叩击、体位引流、肺部理疗及超声雾化吸入,必要时吸痰,保持呼吸道通畅。胸部叩击方法为五指并拢,向掌心微弯曲,呈空杯状,腕部放松,迅速而规律地叩击胸部。叩击时间 $15\sim20$ min 为宜,每日 $2\sim3$ 次,餐前进行。体位引流按照病灶部位,协助患者取适当体位,使病灶部位开口向下,利用重力,借有效咳嗽或胸部叩击将分泌物排出体外。引流多在早餐前 1 h,晚餐前及睡前进行,每次 $10\sim15$ min。引流期间防止头晕或意外发生,应观察引流效果,注意神志、呼吸及有无发绀等。

7.心理护理

做好心理护理,帮助患者克服焦虑、悲观情绪,树立战胜疾病的信心。

8.呼吸功能锻炼

指导患者进行缩唇呼吸、膈式或腹式呼吸、吸气阻力器的使用等呼吸训练,以加强胸、膈呼吸肌的肌力和耐力,改善呼吸功能。

(1)缩唇呼吸:其技巧是通过缩唇形成的微弱阻力来延长呼气时间,增加气道压力,延缓气道塌陷。患者闭嘴经鼻吸气,然后通过缩唇(吹口哨样)缓慢呼气,同时收缩腹部。吸气和呼气时间比为 $1:2$ 或 $1:3$。缩唇的程度与呼气流量:以距离口唇 $15\sim20$ cm 处、与口唇等高水平的蜡烛火焰随气流倾斜又不至于熄灭为宜。缩唇呼吸每天训练 $3\sim4$ 次,每次重复 $8\sim10$ 次。

(2)膈式或腹式呼吸:患者取立位、半卧位或平卧位,两手分别放于前胸部和上腹部。用鼻缓慢吸气时,膈肌最大限度下降,腹肌松弛,腹部凸出,手感到腹部向上抬起。呼气时经口呼出,腹肌收缩,膈肌松弛,膈肌随腹腔内压增加而上抬,推动肺部气体排出,手感到腹部下降。另外,可以在腹部放置小枕头、杂志或书帮助训练腹式呼吸。如果吸气时,物体上升,证明是腹式呼吸。腹式呼吸每天训练 3～4 次,每次重复 8～10 次。腹式呼吸需要增加能量消耗,因此只能在疾病恢复期或出院前进行训练。

（三）健康教育

1.疾病知识指导

劝导患者戒烟,避免有害粉尘和刺激性气体的吸入,避免和呼吸道感染患者接触。在呼吸道传染病流行期间,尽量避免去人群密集的公共场所;指导患者及时增减衣物,避免受凉感冒。

2.家庭氧疗

指导患者了解氧疗的目的、必要性及注意事项,注意用氧安全。家庭氧疗每天持续吸氧 15 h 以上,氧流量 1～2 L/min。用氧要注意"四防":防火、防油、防震、防热,远离烟火及易燃易爆物品。

3.特殊用药指导

在护士指导下熟练各种吸入制剂的正确使用方法和注意事项。

4.康复锻炼

指导患者进行有效咳嗽、呼吸训练(腹式呼吸、缩唇呼吸);制定个体化的锻炼计划,进行步行、慢跑、太极拳、气功等体育锻炼。

5.预防复发

按医嘱正确使用止咳、祛痰、支气管舒张药,定期门诊复查,了解自己肺功能情况。如出现发热、咳嗽、咳痰、呼吸困难、神志改变等情况,应及时就诊。

六、慢性肺源性心脏病患者的护理

慢性肺源性心脏病简称慢性肺心病,是由肺、肺血管或胸廓的慢性病变引起肺组织结构和(或)功能异常,产生肺血管阻力增加,肺动脉压力增加,使右心室扩张和(或)肥厚,伴或不伴右心衰的心脏病,并排除先天性心脏病和左心病变引起者。

（一）评估要点

1.病史

评估患者有无支气管、肺疾病,如 COPD、支气管哮喘、支气管扩张;有无胸廓运动障碍性疾病,如脊椎结核、类风湿关节炎等可引起胸廓活动受限、肺受压、支气管扭曲或变形,导致肺功能受损;有无肺血管疾病。

2.身体评估

评估患者神志,有无白天嗜睡,甚至出现表情淡漠、神志恍惚、谵妄等肺性脑病的表现;评估生命体征(体温、脉搏、呼吸、血压)、意识状态(清醒、嗜睡、昏睡、昏迷)、尿量;评估咳嗽咳痰情况、呼吸困难的程度,嘴唇、皮肤及甲床色泽,有无窒息先兆。

3.辅助检查

(1)X 线检查:除原有肺、胸基础疾病及急性肺部感染的特征外,尚有肺动脉高压症,如右下肺动脉干扩张,其横径≥15 mm;其横径与气管横径比值≥1.07;肺动脉段明显突出或其高度≥3 mm;中央动脉扩张,外周血管纤细,形成"残根征"、右心室增大征,皆为诊断慢性肺心病的主要依据。

(2)心电图检查:主要表现有电轴右偏、肺性P波,也可见右束支传导阻滞及低电压图形,可作为慢性肺心病的参考条件。

(3)超声心动图检查:右心室流出道内径≥30 mm、右心室内径≥20 mm、右心室前壁厚度≥5 mm、左右心室内径比值<2、右肺动脉内径或肺动脉干及右心房增大等,可诊断其为慢性肺心病。

(4)血气分析:慢性肺心病失代偿期可出现低氧血症或合并高碳酸血症。当$PaO_2<$60 mmHg,$PaCO_2>$50 mmHg时,提示呼吸衰竭。

(5)血液检查:红细胞及血红蛋白可升高,全血及血浆黏度增加;合并感染时白细胞计数增加,中性粒细胞增加。部分患者可有肝肾功能的改变。

(6)其他:肺功能检查对早期或缓解期慢性肺心病患者有意义。痰细菌检查可指导抗生素的选用。

(二)护理措施

1.休息与活动

心肺功能失代偿期,嘱患者绝对卧床休息,协助采取舒适体位如半坐位或坐位;代偿期以量力而行、循序渐进为原则,鼓励患者进行呼吸功能锻炼和适量活动。

2.饮食

遵医嘱给予高蛋白、高热量、高纤维素、易消化饮食,如蛋白、奶类、鱼类、新鲜蔬果等,少吃产气食品(如红薯、土豆、芋头、萝卜、南瓜、板栗、红豆等)。避免含糖高的食物,以免引起痰液黏稠。如患者出现水肿、腹水或尿少时,应限制水钠摄入,每天钠盐<3 g,水<1 500 ml,蛋白质1.0~1.5 g/kg。因糖类可增加CO_2生成量,增加呼吸负担,故一般糖类≤60%。少食多餐,减少用餐时的疲劳,进餐前后漱口,保持口腔清洁,促进食欲。必要时遵医嘱静脉补充营养。

3.皮肤护理

水肿患者为预防压疮发生,可指导患者穿宽松、柔软的衣服;定时更换体位,受压处垫气垫圈或海绵垫,或使用气垫床。

4.病情观察

(1)观察咳嗽、咳痰情况,痰液的颜色、性质、量、气味,观察有无窒息先兆。

(2)观察呼吸困难的程度,嘴唇、皮肤及甲床色泽,监测SpO_2、动脉血气分析结果,观察有无呼吸衰竭的发生。

(3)观察有无心悸、胸闷、腹胀、尿量减少、下肢水肿等右心衰的表现。

(4)观察有无头痛、烦躁不安、表情淡漠、精神错乱、嗜睡或昏迷等肺性脑病的表现。

(5)监测生命体征,观察有无心律失常、休克、消化道出血等并发症的发生,如有异常及时报告医生处理。

5.专科护理

(1)氧疗护理:予以持续低流量、低浓度给氧,氧流量1~2 L/min,浓度<30%,避免高浓度

吸氧抑制呼吸,加重缺氧和二氧化碳潴留,导致肺性脑病;必要时予以无创辅助通气。

(2)指导患者正确咳嗽、咳痰,定时翻身、拍背,促进痰液排出,必要时吸痰,保持呼吸道通畅。

(3)水肿患者限制输液速度和每天液体的输入量。遵医嘱记录尿量或出入水量。

(4)患者并发肺性脑病时,特别注意患者安全,嘱绝对卧床休息,上护栏,防止坠床,必要时肢体约束。

6.用药护理

遵医嘱使用抗感染、止咳、祛痰、平喘、呼吸兴奋药、强心药、利尿药、扩血管药等,观察药物疗效及不良反应。有呼吸衰竭的患者慎用镇静剂、麻醉药、催眠药,如必须用药,使用后注意观察是否有抑制呼吸和咳嗽反射减弱的情况。

7.心理护理

做好患者心理护理,鼓励患者积极配合治疗。呼吸困难可引起患者烦躁不安、恐惧,不良情绪更会加重呼吸困难,护士应陪伴患者身边,适当安慰患者,使其保持情绪稳定和增强安全感。由于病情反复发作多次住院,常给患者造成很大的精神压力和经济负担,护士要进行适当引导和安慰,帮助患者了解充分的休息有助于心肺功能的恢复。协助患者了解疾病过程,适应医院环境和生活方式,减轻心理焦虑和压力。与患者共同制定康复计划,在活动和呼吸功能锻炼中,给予鼓励和表扬,使患者认识到自己有进步,增强患者战胜疾病的信心。

(三)健康教育

1.疾病预防指导

由于慢性肺心病是各种原发肺胸疾病晚期的并发症,应对高危人群进行宣传教育,劝导戒烟,积极防治 COPD 等慢性支气管肺疾病,以降低发病率。

2.疾病知识指导

使患者了解本病的相关知识,识别主要危险因素。嘱戒烟,预防感冒,避免呼吸道不良刺激;加强营养,增强体质,减少疾病发作。疾病缓解期应根据心、肺功能及体力情况进行适当的体育锻炼和呼吸功能锻炼,如散步、练气功、打太极拳、腹式呼吸、缩唇呼吸等,改善呼吸功能,提高机体免疫力。坚持家庭氧疗与药物治疗。

3.病情监测指导

告知患者及家属病情变化的征象,如体温升高、呼吸困难加重、咳嗽剧烈、咳痰不畅、尿量减少、水肿明显或发现患者神志淡漠、嗜睡、躁动、口唇发绀加重等,均提示病情变化或加重,需及时就诊。

七、支气管哮喘患者的护理

支气管哮喘简称哮喘,是由嗜酸性粒细胞、肥大细胞、T 淋巴细胞等多种炎性细胞参与的气道慢性变异性炎症和气道高反应为特征的疾病。气道不同程度的可逆性阻塞是本病的特点。

(一)评估要点

1.病史

询问患者发病时的症状,如喘息、呼吸困难、胸闷或咳嗽的程度、持续时间、诱发和缓解因素。有无接触变应原(动物皮毛、花粉、尘螨、油漆)、主动或被动吸烟史;有无进食虾、蟹、鱼、牛奶、蛋类等;有无受凉、气候变化、剧烈运动、妊娠等诱发因素;有无哮喘家族史。

2.身体评估

评估患者的生命体征和精神状态,观察口唇、面颊、耳郭等有无发绀,胸廓有无过度膨胀,观察有无辅助呼吸肌参与呼吸和"三凹征"出现,听诊肺部有无哮鸣音、呼吸音延长,有无胸腹反常运动。

3.辅助检查

(1)痰涂片:可见嗜酸性粒细胞增多。

(2)动脉血气分析:严重发作时可有 PaO_2 降低。由于过度通气可使 $PaCO_2$ 下降,pH 上升,表现为呼吸性碱中毒。如气道阻塞严重时,可出现缺氧及二氧化碳潴留,$PaCO_2$ 上升,表现呼吸性酸中毒。如缺氧明显,可合并代谢性酸中毒。

(3)胸部 X 线检查:哮喘发作时双肺透亮度增加,呈过度充气状态。合并感染时,可见肺纹理增加和炎性浸润阴影。

(4)特异性变应原的检测:哮喘患者大多数伴有过敏体质,对很多变应原和刺激物敏感。结合病史测定变应原指标有助于病因诊断和预防反复发作。

(5)肺功能检查:有无 FEV_1/FVC、PEF 等下降,有无残气量、功能残气量增加,有无残气/肺总量比值增高。

(二)护理措施

1.休息与活动

病房清洁、温湿度适宜,避免已知过敏原,避免花草、皮毛、羽绒等易致敏物质。根据病情提供舒适体位,哮喘发作时嘱患者卧床休息,呼吸困难明显者取半卧位,哮喘持续状态时要求绝对卧床休息。

2.饮食

应提供清淡、易消化、足够热量的饮食(面食、粥、汤类等),避免进食硬、冷、油煎食物及与哮喘发作有关的食物如鱼、虾、蟹、蛋类、牛奶等。戒烟戒酒,鼓励患者多饮水。

3.做好口腔护理与皮肤护理

哮喘发作时,患者常大量出汗,应每天温水擦浴,勤换衣服和床单,保持皮肤的清洁、干燥和舒适,协助患者咳嗽后用温水漱口,保持口腔清洁。

4.病情观察及对症护理

(1)低氧血症患者遵医嘱给予吸氧,吸入的氧气应尽量温暖湿润以避免气道痉挛,必要时予以无创辅助通气。

(2)密切观察哮喘发作先兆:如患者出现喉部发痒、胸部发紧、干咳、呼吸不畅、精神紧张等,应警惕哮喘发作。

(3)哮喘发作时观察生命体征、神志变化及咳嗽、呼吸困难的情况;监测 SpO_2、动脉血气分析,注意有无低氧血症及水电解质、酸碱平衡紊乱,预防疾病的进一步恶化。

5.用药护理

遵医嘱正确使用抗生素、支气管扩张药物、糖皮质激素,指导患者正确使用各种平喘气雾剂,并观察药物作用与副作用。

(1)定量雾化吸入器:①介绍雾化吸入器具,根据患者文化层次、学习能力,提供雾化吸入器的学习资料。②演示雾化吸入器具的使用方法:打开盖子,摇匀药液,深吸气至不能再呼时张口,将定量雾化吸入器喷嘴置于口中,双唇包住咬口,以慢而深的方式经口吸气的同时用手指按压喷药,至吸气末屏气 10 s,然后缓慢呼气,休息 3 min 后可重复使用 1 次。③反复练习使用:医护人员演示后,指导患者反复练习直至完全掌握。④对不易掌握定量雾化吸入器的儿童或者重症患者可在定量雾化吸入器上加上储药罐,可以简化操作。

(2)干粉吸入器:常用的有都保装置和准纳器。

1)都保装置:常用信必可都保(布地奈德福莫特罗粉吸入剂)等。用法如下:①旋转并拔出瓶盖,确保红色旋柄在下方。②拿直都保,握住底部红色部分和都保中间部分,朝一方向旋转到底,可听到一次"咔嗒"声,再向反方向旋转到底,即完成一次装药。③先呼气(切勿对吸嘴呼气),将吸嘴含于口中,双唇包住吸嘴用力深长地吸气,然后将吸嘴从嘴部移开,继续屏气 5 s 后恢复正常呼吸。

2)准纳器:常用沙美特罗替卡松粉吸入剂(舒利迭)等。用法如下:①一手握住准纳器外壳,另一手拇指向外推动准纳器的滑动杆直至发出"咔哒"声。②握住准纳器并远离吸嘴,往外尽量呼气。③将口唇含住吸嘴,深深地平稳地吸气,从而将药物吸入口中,屏气约 10 s。④拿出准纳器,缓慢恢复呼气,关闭准纳器,"咔嗒"声响起表示关闭。特别需要注意的是,由于留在口腔和咽部的激素类药物会引起咽部肿痛、声音嘶哑等改变,若继发霉菌感染,还会发生鹅口疮等口腔疾病,因此,不论使用哪种类型吸入器,用完后 10 min 均应充分漱口,然后将漱口水吐掉。

6.心理护理

缓解紧张情绪,哮喘新近发生和重症发作的患者,常感情绪紧张,甚至惊恐不安,应多巡视,向患者耐心解释病情和治疗措施,给予心理疏导和安慰,消除过度紧张状态,对减轻哮喘发作和控制病情有重要意义。

(三)健康教育

1.疾病知识指导

指导患者了解哮喘的诱发因素、发病机制、控制目的和效果,提高患者在治疗中的依从性。通过健康教育使患者懂得该病虽不能彻底治愈,但只要坚持充分的正规治疗,可以有效控制哮喘的发作。

2.避免诱发因素

针对个体情况,指导患者有效控制诱发哮喘的各种因素,如避免摄入引起过敏的食物;避免强烈的精神刺激和剧烈运动;避免持续的喊叫等过度换气动作;不养宠物;避免接触刺激性气体及预防呼吸道感染;戴围巾或口罩避免冷空气刺激;缓解期应加强体育锻炼、耐寒锻炼及耐力训练,以增强体质。

3.自我监测病情

指导患者识别哮喘发作的先兆表现和病情加重的征象,学会哮喘发作时进行简单的紧急自我处理方法。学会利用峰流速仪来监测最大呼气峰流速,做好哮喘日记,为疾病预防和治疗提供参考资料。

4.用药指导

指导患者了解自己所用药物的名称、用法、用量及注意事项,了解药物的不良反应,指导患者或家属掌握正确的药物吸入技术。

八、支气管扩张患者的护理

支气管扩张症是支气管慢性异常扩张的疾病。由于支气管及其周围组织慢性炎症及支气管阻塞,引起支气管组织结构较严重的破坏,以致支气管管腔扩张和变形。临床特点是慢性咳嗽,咳大量脓性痰和(或)反复咯血。

(一)评估要点

1.病史

是否患过百日咳、麻疹、肺炎、肺结核及肺部感染性疾病等。

2.身体评估

有无慢性咳嗽伴大量脓性痰、咯血等症状;听诊肺部是否有啰音;观察营养状况及有无杵状指。

3.辅助检查

(1)胸部 X 线检查:囊状支气管扩张的气道表现为显著的囊腔,腔内可存在气液平面,纵切面可显示"双轨征",横切面显示"环形阴影",并可见气管壁增厚。胸部 CT 检查:可在横断面上清楚地显示扩张的支气管。高分辨 CT 进一步提高了诊断敏感性,已成为支气管扩张症的主要诊断方法。

(2)纤维支气管镜检查:有助于发现出血部位或阻塞原因,还可局部灌洗,取灌洗液进行细菌学和细胞学检查。

(二)护理措施

1.休息与环境

大咯血患者绝对卧床休息,及时消除室内异味。

2.饮食

根据病情给予高蛋白、高热量、高维生素、易消化饮食,如梨、青菜、绿豆、藕、山药、银耳、鸭肉等。鼓励患者多饮水,每日 1 500 ml 以上。避免刺激性、粗糙食物,如烟、酒、咖啡、浓茶、姜、蒜、辣椒、胡椒、芹菜、韭菜等。

3.保持整洁

保持床单位的整洁,如有潮湿或污染及时更换。混合厌氧菌感染患者痰杯内放一定量 1∶200 的"84"消毒剂并加盖,随时倾倒痰液,注意口腔卫生。

4.病情观察

(1)咳嗽性质,咳痰的颜色、性状、量、气味及与体位的关系,按医嘱留痰送检。

(2)观察患者是否有发绀、气促等缺氧表现,遵医嘱予以氧疗。

(3)注意观察咯血先兆症状,如有胸闷、心慌、头晕、口有腥味等症状时,应通知医生及时处理。

(4)观察患者有无发热、消瘦、贫血等全身症状,有无肺炎、肺脓肿、脓胸等并发症。

5.用药护理

遵医嘱使用抗生素、祛痰药剂和支气管舒张药,指导患者掌握药物的疗效、剂量、用法及副作用,必要时通知医生。

6.心理护理

关心体贴患者,咯血时保持镇定,消除患者恐惧感。患者大咯血时,护理人员要镇静,陪伴患者给予精神安慰,及时通知医生,并按大咯血护理常规进行护理。

7.专科护理

(1)指导患者有效咳嗽:患者取舒适体位,先行 5～6 次深呼吸,然后于深吸气末保持张口状,连续咳嗽数次使痰液到咽部附近再用力将痰咳出;或患者取坐位,两腿上置一枕头顶住腹部,咳嗽时身体前倾,头颈屈曲,张口咳痰将痰液排出。使用一次性痰杯,及时倾倒痰液。

(2)体位引流:依病变部位不同,采取相应的体位,使病变部位处于高处,引流支气管开口朝下,同时辅以叩背,借助重力作用使痰液流出。每次 15～20 min,每日 1～3 次。一般于饭前进行,早晨清醒后立即进行效果最好。如需在餐后进行,为了预防胃反流、恶心、呕吐等不良反应,应在餐后 1～2 h 进行。

(3)咯血的护理:密切观察病情变化,如咯血的量、颜色、性质及出血的速度。

1)小量咯血的护理:嘱患者安静休息,做好心理护理,减轻紧张心理,必要时可以加用小量镇静药。

2)大咯血的抢救护理:大咯血时嘱患者绝对卧床休息,尽量避免搬动患者,要安慰患者,保持镇静,配合医护人员积极治疗,防止窒息。首先要准备好抢救物品和药品,如吸引器、吸痰管、氧气、气管切开包、止血药等。采取患侧卧位,头偏向一侧,尽量将血咯出,保持气道通畅,必要时予吸痰管吸引,并迅速建立双静脉通路。

(三)健康教育

(1)支气管扩张症的发生与呼吸道感染、支气管阻塞密切相关,因此必须向患者及家属宣传预防呼吸道感染的重要性。指导患者正确认识疾病,积极配合治疗。

(2)及时治疗上呼吸道病灶,避免受凉,减少刺激性气体吸入,吸烟者应戒烟。

(3)注意口腔卫生,既可防止呼吸道感染,又能去除口腔臭味。

(4)培养患者自我保健意识和能力,学会自我监测病情,掌握体位引流的方法。有肺气肿者,应鼓励和指导其进行适当的呼吸运动锻炼,促进呼吸功能改善,恢复肺功能。

(5)生活起居要有规律,注意劳逸结合,保证适当休息,避免情绪激动,锻炼身体,增强体质。

(6)加强营养,保证每日所需,增强机体抵抗力。

九、肺脓肿患者的护理

肺脓肿是由多种病原菌引起的肺组织化脓性病变,早期为肺组织的感染性炎症,继而肺实质坏死、液化,外周被肉芽和纤维组织包绕形成脓肿。临床特征为急起高热、咳嗽和咳大量脓臭痰。

(一)评估要点

1.病史

询问患病及治疗经过,与本病有关的病因,如有无误吸、皮肤外伤诱因,有无上呼吸道感染史;有无细菌性肺炎、支气管扩张、肺结核、支气管肺癌等肺部疾病;有无化脓性病变等;日常活动、休息、饮食、排便是否规律;痰液的颜色、性质、量、气味、有无异物等。

2.身体评估

是否行麻醉、口腔手术;意识是否清楚;有无急性病容、鼻翼扇动情况;有无生命体征的异常,如体温升高、血压异常等;有无呼吸频率、节律和深度异常;两侧胸廓运动是否对称;有无异常支气管呼吸音、胸膜摩擦音、胸腔积液体征等。

3.辅助检查

(1)血常规:白细胞计数增高,可达$(20\sim30)\times10^9/L$,中性粒细胞在90%以上,核明显左移,常有中毒颗粒。慢性肺脓肿患者白细胞可稍高或正常,红细胞和血红蛋白减少。

(2)细菌学检查:经深部咳嗽或纤维支气管镜采取的痰液细菌培养可帮助寻找致病菌。血液及并发脓胸时的胸腔脓液标本细菌培养对确定病原体更有价值。

(3)影像学检查:X线胸片早期可见大片浓密模糊浸润阴影,边缘不清或团片状浓密阴影。脓肿形成、脓液排出后,可见圆形透亮区及液平面。CT 检查能更准确定位及发现体积较小的脓肿。

(4)纤维支气管镜检查:有助于明确病因、病原学诊断及治疗。通过活检、刷检及细菌学、细胞学检查获取病因诊断证明。

(二)护理措施

1.观察

严密观察并记录患者生命体征的变化。

2.降温

高热患者可采用乙醇擦浴、冰袋、降温毯等措施物理降温,以逐渐降温为宜,防止虚脱。患者出汗时,及时协助擦汗、更换衣服,避免受凉。

3.咳痰护理

教会并鼓励患者进行有效的咳嗽,经常活动和变换体位,以利于痰液排出。鼓励患者每日饮水 1 500 ml 以上,以稀释痰液易于咳出。观察痰液的颜色、性质、气味及静置后是否分层,准确记录 24 h 痰量。

4.体位引流的护理

依病变部位不同,采取相应的体位,使病变部位处于高处,引流支气管开口朝下,同时辅以叩背,借助重力作用使痰液流出。每次 15~20 min,每日 1~3 次。一般于饭前进行,早晨清醒后立即进行效果最好。如需在餐后进行,为了预防胃反流、恶心、呕吐等不良反应,应在餐后1~2 h 进行。

5.用药护理

遵医嘱给予抗生素、祛痰药、支气管舒张药或给予雾化吸入,以利于痰液稀释及排出。注意观察药物的疗效及不良反应。

6.口腔护理

在患者晨起、饭后、体位引流后、临睡前协助患者漱口,用生理盐水或朵贝液漱口,清除口臭,预防口腔炎及黏膜溃疡等并发症。

7.饮食护理

给予高蛋白、高维生素、高热量、易消化的饮食(汤粥类),避免油腻、辛辣刺激食物,食欲欠佳者可少量多餐。

8.心理护理

根据患者的社会背景及性格特点,对每个患者提供个性化心理支持,并给予心理疏导和安慰,以增强战胜疾病的信心。

(三)健康教育

(1)交代患者保持良好的口腔卫生,彻底治疗口腔及上呼吸道慢性感染病灶;积极治疗皮肤化脓性病灶,不挤压皮肤的痈、疖,防止血源性肺脓肿的发生。

(2)避免受凉、过劳、酗酒、抽烟等诱因,锻炼身体,增强机体抵抗力。

(3)指导患者有效咳嗽、咳痰、体位引流的方法,保持呼吸道通畅,促进病变的愈合。

(4)抗菌疗程长,应遵从治疗计划,预防复发。

(5)患者出现高热、咯血、呼吸困难等表现时应警惕大咯血、窒息的发生,若发生需立即就诊。

第二节　循环系统疾病护理

一、循环系统疾病一般护理

1.一般护理

(1)活动:根据病情安排运动情况,建议每周至少 5 天,每天进行 30 min 以上中等强度的有氧运动(包括快步走、慢跑、游泳、爬山、各种球类运动等)。

(2)饮食:低盐(每日 2 g 以内)、蔬菜(300～400 g/d)、水果(200～400 g/d)和鱼类,富含纤维谷物(250～400 g/d),避免摄入反式脂肪酸和饱和脂肪酸(胆固醇摄入＜300 mg/d,食用油＜25 g/d),保证食物中钾、镁、钙的摄入,戒烟戒酒,保持大便通畅。

2.病情观察

(1)密切观察患者生命体征的变化,发现脉搏短绌时,1 人数脉搏,1 人听心率。测脉搏、心率时,至少计时 1 min。

(2)呼吸困难者给予氧气吸入,肺水肿患者可用 30％～50％乙醇湿化。

(3)定期监测患者的血糖、血脂,如有异常,应及时治疗。

(4)做好急救药品、物品及设施的准备,随时配合抢救。

3.用药护理

密切观察药物的疗效及不良反应。

(1)应用洋地黄制剂者,每次用药前测脉搏、心率与心律,观察疗效和毒性反应,如厌食、食欲不振、恶心、呕吐、黄视或绿视、脉率减慢、室早二联律等。发现中毒表现立即报告医生。

(2)应用抗凝药物者,如肝素或低分子量肝素、阿司匹林、华法林等,用药期间均应密切观察患者的出血情况,如黑便、牙龈出血、皮肤青紫瘀斑等。

(3)应用血管扩张药时,应严格控制输液的速度,改变体位时动作宜缓慢。

(4)应用利尿药时,密切观察电解质、尿量及体重变化。

4.心理护理

情绪应激与心血管疾病密切相关。应保持良好的心态、充足的睡眠,避免抑郁、焦虑、生气等负性情绪。保持病室安静,床头交接班时,勿谈及患者病情,以免增加心理负担。

二、急性心力衰竭患者的护理

急性心力衰竭(AHF)是指由于急性心脏病变引起心排血量显著、急剧降低,导致组织器官灌注不足和急性淤血综合征。

(一)评估要点

1.病史

评估患者的年龄、性别、职业、婚姻状况、营养状况等;有无导致急性左心衰的病因和诱因,病情严重程度及心功能分级;是否合并其他脏器功能不全的表现。

2.身体评估

生命体征、神志、营养、尿量、缺氧程度、水肿的部位及程度。

3.辅助检查

(1)X线检查:典型X线示蝴蝶状大片阴影由肺门向周围扩散。

(2)心电图:帮助明确病因及了解心室负荷情况。

(3)动脉血气分析:评估氧合情况、通气及酸碱平衡情况。

(4)血液检查:氨基末端B型利钠肽前体(NT-proBNP)>300 pg/ml和血浆B型利钠肽(BNP)为100 pg/ml作为诊断分界线,判断心衰严重程度、疗效及预后。

(二)护理措施

1.体位

立即协助患者取坐位,双腿下垂,以减少静脉血液回流,减轻心脏负荷。患者常烦躁不安,需注意安全,谨防跌倒受伤。

2.饮食

控制钠盐的摄入,给予低胆固醇、低动物脂肪、高维生素、清淡、易消化的食物,如大米粥、藕粉、蛋花汤、牛奶、酸奶、细面条等。

3.氧疗

通过氧疗将血氧饱和度维持在≥95%水平是非常重要的,以防出现脏器功能障碍甚至多器官衰竭。首先应保证气道开放,立即给予高流量(6~8 L/min)鼻导管吸氧,湿化瓶中加入30%~50%的乙醇湿化。病情特别严重者应采用无创呼吸机持续加压(CPAP)或双水平气道正压给氧。

4.静脉通道

迅速开放两条静脉通道,遵医嘱正确使用药物如吗啡、利尿药、血管扩张药、洋地黄制剂、氨茶碱等,并注意观察药物疗效与不良反应。

5.病情观察

严密观察血压、呼吸、血氧饱和度、心率、心电图,检查血电解质、血气分析等。观察患者神志、精神状态、皮肤颜色、温度及出汗情况,肺部啰音或哮鸣音的变化,记24 h出入水量。

6.心理护理

医护人员在抢救时必须保持镇静,操作熟练、忙而不乱,使患者产生信任与安全感。避免在患者面前讨论病情,以减少误解。必要时可留家属陪伴,护士应与患者及家属保持密切接触,提供情感支持。

(三)健康教育

(1)应向患者讲解各种诱因,如感染、过度劳累、情绪激动等,嘱患者避免诱发因素,发生急性肺水肿时不要恐慌,保持情绪稳定极为重要。

(2)教会患者控制饮水量,每天保持出入量平衡,切忌暴饮、暴食,以免加重心脏负担,诱发急性心功能不全。静脉输液时,速度不能超过40滴/min。

(3)保持大便通畅,必要时服用缓泻药,切忌用力排便。

三、慢性心力衰竭患者的护理

慢性心力衰竭(CHF)是指各种心脏结构或功能性疾病导致的心室充盈和(或)射血能力受损而引起的一组综合征。

(一)评估要点

1.病史

评估患者的年龄、性别、职业、婚姻状况、营养状况等;有无呼吸困难、水肿、尿少、夜间阵发性呼吸困难等表现;有无心力衰竭的病因和诱因、病情发展程度、精神状态,初步判断心功能分级及对生活质量的影响。

2.身体评估

生命体征、神志、营养、皮肤色泽、尿量、缺氧程度、水肿的部位及程度;有无下肢肿胀、疼痛。

3.辅助检查

(1)血液检查:血浆B型利钠肽(BNP)和氨基末端B型利钠肽前体(NT-proBNP)的测定是心衰患者的重要检查,有助于心衰的诊断与鉴别诊断,判断心衰严重程度、疗效及预后。

(2)X线检查:心影大小及外形可为病因诊断提供重要依据,心脏扩大的程度和动态改变也可间接反映心功能状态。

(3)超声心动图:比X线检查更准确地提供各心腔大小变化、心瓣膜结构及功能情况。

(4)放射性核素检查:放射性核素心血池显影有助于判断心室腔大小,计算EF值及左心室最大充盈速率,反映心脏收缩及舒张功能。

(5)心-肺吸氧运动试验:在运动状态下测定患者对运动的耐受量,仅适用于慢性稳定性心衰患者。

(二)护理措施

1.活动与休息

根据患者心功能分级及基本状况决定活动量。

Ⅰ级:不限制一般的体力活动,积极参加体育锻炼,但要避免剧烈运动和重体力劳动。

Ⅱ级:适当限制体力活动,轻体力工作和家务劳动不受影响。

Ⅲ级:严格限制一般的体力活动,日常生活可以自理或在他人协助下自理。

Ⅳ级:绝对卧床休息,生活由他人照顾。

2.饮食

限制盐的摄入,一般每天可摄取钠 $2\sim3$ g;限制水分的摄入,每天液体摄入量 1 500 ml 以内,保持每天出入量负平衡约 500 ml。进食易消化食物,少食多餐,避免生硬、辛辣、油炸、产气食物,忌饱餐,多吃水果与蔬菜,保持大便通畅。准确记录出入量,保持出入量平衡,如 24 h 尿量少于 500 ml,应尽早使用利尿药。

3.用药护理

心力衰竭治疗过程中,个体对药物反应差异较大,需严密观察药物疗效及不良反应,注意控制输液速度。

(1)洋地黄类药物给药前,应测量患者的脉搏,注意节律和频率,如果心率太快或低于 60 次/min,或节律变得不规则,应暂停给药并及时通知医生,用药过程中应注意观察是否有心律失常、恶心、呕吐、视力模糊、黄视等洋地黄中毒表现。

(2)长期使用利尿药的患者易出现电解质紊乱,应随时注意观察。

(3)使用血管扩张药时,应严格控制输液速度,改变体位时动作宜缓慢。

4.心理护理

做好心理护理,帮助患者克服急躁心理和悲观情绪,减轻心理因素对疾病的影响。

5.预防并发症

(1)卧床患者做好预防压疮及坠积性肺炎的护理。给予气垫床,床头摇高 $30°\sim50°$,保持床单位清洁干燥,定时翻身拍背,注意保暖,防止烫伤。

(2)心衰患者在卧床期间,要进行肢体的被动运动,预防血栓形成。输液时避免在肿胀的肢体穿刺以免加重水肿。

(三)健康教育

1.疾病知识指导

应指导患者和家属积极治疗原发病,注意避免心衰的诱发因素,如感染(尤其是呼吸道感染)、过度劳累、情绪激动、钠盐摄入过多、饱餐及便秘等。育龄妇女应避孕。

2.日常记录

保持出入量平衡,准确记录尿量,每日测量体重,若发现体重有隐匿性增加时,应警惕心力衰竭的复发。

3.日常生活指导

保持生活规律,注意劳逸结合,从事轻体力工作,避免诱发心衰。建议患者根据自我症状,循序渐进增加有氧运动,如散步、打太极拳、跳健身舞等。

4.特殊用药指导

交代患者不要随意增减或撤换药物。服用洋地黄者要详细交代患者及家属识别不良反应,掌握自测脉搏的方法。

5.预防复发

嘱患者定期门诊随访,出现胸闷、气促、夜间阵发性呼吸困难等情况及时来院就诊。

四、心律失常患者的护理

心律失常是指心脏冲动的频率、节律、起源部位、传导速度或激动次序的异常。

(一)评估要点

1.病史

有无器质性心脏病史;心律失常的类型(窦性心律失常、房性心律失常、房室交界区性心律失常、室性心律失常)。

2.身体评估

生命体征;有无心律失常引起的症状如头昏、心悸、胸痛、胸闷等;听诊心音的性质;有无心衰、栓塞等并发症。

3.辅助检查

(1)心电图检查:心律失常发作时的心电图记录是确诊心律失常的重要依据。

(2)动态心电图:对心律失常的检出率明显高于常规心电图,尤其是对易引起猝死的恶性心律失常的检出尤为有意义。对心律失常的诊断优于普通心电图。

(3)运动试验:可增加心律失常的诊断率和敏感性,是对动态心电图很好的补充,但运动试验有一定的危险性,需严格掌握禁忌证。

(二)护理措施

1.体位与休息

当心律失常发作导致胸闷、心悸、头晕等不适时采取高枕卧位、半卧位或其他舒适体位,尽量避免左侧卧位。发生严重心律失常时,患者可出现血压下降、休克,协助患者去枕平卧,抬高头部和下肢15°~20°。有头晕、晕厥发作或曾有跌倒史者应卧床休息。保证患者充分的休息与睡眠,必要时遵医嘱给予镇静药。

2.给氧

伴呼吸困难、发绀等症状时,给予2~4 L/min氧气吸入。

3.饮食

针对患者原发病的不同给予不同的饮食,控制膳食总热量,以维持正常体重为度,40岁以上者尤应预防发胖。宜低脂、清淡饮食,忌饱餐和刺激性食物,多食新鲜蔬菜和水果及纤维素丰富的食物,保证食物中钾、镁、钙的摄入。避免摄入刺激性食物,如咖啡、浓茶、可乐,限制饮酒,保持大便通畅。保证食物中钾、镁、钙的摄入。保持大便通畅,戒烟、限酒。

4.病情观察

(1)密切观察患者生命体征,尤其是心率、心律的变化,根据心律失常类型选择合适的监护导联,随时记录异常图形。

(2)观察患者是否有心悸、胸闷、心绞痛等症状,如果出现以上情况,患者应卧床休息,减轻心脏负担,帮助患者避免或消除紧张情绪,遵医嘱用物理方法或及时用药来终止心律失常的发生。

（3）观察患者是否有头晕、抽搐和晕厥，如果出现，应及时采取措施。

5.用药护理

抗心律失常药物大部分具有致心律失常的作用和其他不良反应。用药时，应严格掌握用药的剂量、时间和方法。许多药物如利多卡因、胺碘酮、异丙肾上腺素等应在监护或密切观察心电图的情况下使用。

6.除颤的护理

持续室性心律失常的患者，应用药物效果不明显时，护士应密切配合医生将除颤仪电源接好，检查仪器性能是否完好，备好电极板，以便及时除颤。对于缓慢性心律失常患者，应用药物治疗后仍不能增加心率，且病情有所发展或反复发作阿斯综合征时，应随时做好安装人工心脏起搏器的准备。

7.心理护理

大部分心律失常患者伴有器质性心脏病或其他疾病，病情反复发作，患者和家属有不同程度的心理压力，易产生消极、焦虑等不良心理。护士应具有爱心和同情心，以积极、乐观的心态帮助患者战胜疾病，以良好的沟通技巧予以心理疏导，帮助克服不良情绪和心理。

（三）健康教育

1.疾病知识指导

向患者和家属讲解心律失常的常见病因、诱因及防治知识。积极治疗基础疾病，注意避免诱发因素。

2.日常生活指导

保持生活规律，注意劳逸结合。心律失常的患者如果不伴严重疾病，可以照常工作；伴有严重器质性疾病或发生严重心律失常的患者应卧床休息，防止意外的发生。有晕厥史的患者避免从事驾驶、高空作业等有危险的工作；发生头昏等不适时应立即平卧，以免因晕厥发作而受伤。

3.用药指导

交代患者不要随意增减或撤换药物，教会患者及家属观察药物疗效及不良反应。

4.预防复发

教会患者和家属测量脉搏的方法，交代家属应注意的事项和发生紧急情况时的处理措施。

五、心脏瓣膜病患者的护理

心脏瓣膜病是由于炎症、缺血性坏死、退行性改变、黏液样变性、先天性畸形、创伤等原因引起的单个或多个瓣膜的功能或结构异常，导致瓣口狭窄和（或）关闭不全。

（一）评估要点

1.病史

有无风湿性疾病、先天性畸形、肺动脉高压等相关病史；患者年龄、饮食及活动等日常生活是否受影响。

2.身体评估

生命体征、呼吸困难及其程度、睡眠、心率、心律、听诊心音。

3.辅助检查

(1)X线检查:二尖瓣轻度狭窄时,X线表现可正常。中、重度狭窄致左心房显著增大时,心影呈梨形。急性主动脉瓣关闭不全者X线示左心房稍增大,常有肺瘀血和肺水肿表现。慢性主动脉瓣关闭不全者X线示左心室明显增大,升主动脉结扩张,即靴形心。

(2)心电图:左心房增大,可出现"二尖瓣型P波",P波宽度>0.12 s伴切迹。QRS波群示电轴右偏和右心室肥厚。重度主动脉瓣狭窄者有左心室肥厚伴ST-T继发性改变和左心房增大。

(3)超声心动图:二尖瓣狭窄者M型超声示二尖瓣前叶活动曲线EF斜率降低,双峰消失,前后叶同向运动,呈"城墙样"改变。主动脉瓣狭窄者二维超声心动图可见主动脉瓣瓣叶增厚、回声增强提示瓣叶钙化。

(二)护理措施

1.活动与休息

有风湿活跃或有心衰时卧床休息,注意保暖、防寒、防湿,长期卧床者要定时协助翻身并进行下肢主动或被动性运动,避免过度劳累,同时限制探视,保证充足的睡眠。禁止有感冒、发热及上呼吸道感染者探视。

2.饮食

以少食多餐为原则,限制脂肪摄入,少食腊肉制品和罐头食品,多摄取高蛋白、高热量、高维生素、易消化饮食,如鱼、奶、蛋类等,心衰合并水肿者限制钠盐和水摄入量。可进食少量蔬菜、水果等粗纤维食物,保持大便通畅。

3.病情观察

(1)密切观察患者生命体征,尤其是心率、心律的变化。

(2)观察患者是否有发热,注意热型,以协助诊断。如果有发热,患者应卧床休息,做好皮肤护理及生活护理,体温过高者给予物理降温或遵医嘱予药物降温。

(3)观察患者是否有风湿活动的表现,如皮肤环形红斑、皮下结节、关节红肿及疼痛不适等。

(4)观察患者有无呼吸困难、乏力、食欲减退、尿少等心力衰竭的征象。

4.用药护理

心脏瓣膜病患者需长期服药治疗。因此,应告知患者坚持服药的重要性及服药注意事项。

(1)服用阿司匹林时,应告知患者饭后服用,并注意是否有上腹疼痛、黑便等情况发生。

(2)服用激素时应向患者讲明服药的目的,并按医嘱定时、定量服药,不可随意加量、减量或突然停药。

5.心理护理

心脏瓣膜病大多为慢性疾病,其中风湿性心脏病占绝大多数。病情反复发作,患者和家属有不同程度的经济负担和心理压力,易产生消极、焦虑等不良心理反应。护士应关心患者,评估患者存在的心理问题,采取针对性措施,以积极、乐观的心态帮助患者战胜疾病。

6.预防并发症

(1)左房有巨大附壁血栓者应绝对卧床休息,防止血栓脱落造成其他部位栓塞。病情允许时应鼓励并协助患者翻身、活动下肢、按摩及用温水泡脚或下床活动,防止下肢深静脉血栓形成。

（2）积极预防和控制感染，纠正心律失常，避免劳累和情绪激动，以免诱发心力衰竭。

（三）健康教育

1.疾病知识指导

向患者和家属讲解本病的病因及病程进展特点。有手术适应证者劝患者尽早择期手术，以免错失最佳手术时期。

2.日常生活指导

改善潮湿、阴暗等不良环境，预防链球菌感染，以防风湿热反复发作。鼓励患者坚持适度的体育锻炼，逐渐加大活动量，但应避免过度。育龄妇女应积极避孕。

3.用药指导

教会患者及家属观察药物疗效及不良反应。如长期服用地高辛的患者，应严格按医嘱服药，并注意观察药物的副作用，如心律失常、胃肠道反应、四肢乏力等，要坚持自我监测，建立记录表，记录脉率、体重、尿量等。

4.预防复发

告知患者如出现明显乏力、腹胀、纳差、下肢水肿、胸痛、胸闷、心悸、发热、呼吸困难等症状时应立即就医。

第三节　消化系统疾病护理

一、消化系统疾病一般护理

1.活动与休息

危重患者如上消化道出血、肝硬化晚期、肝性脑病、急性胰腺炎等，应绝对卧床休息；轻症及重症恢复期患者适当活动。

2.饮食

根据病情给予适当饮食，如溃疡病、肝硬化腹水、溃疡性结肠炎等患者，给予易消化、低盐（食盐总量＜2 g/d 或酱油＜10 ml/d）、低脂（脂肪总量＜50 g/d，肝、胆、胰患者＜40 g/d）、无渣、营养丰富无刺激的治疗膳食。

3.病情观察

出现恶心、呕吐、嗳气、反酸、腹胀、腹泻、便秘、呕血、黑便及黄疸等情况时，及时报告医生处理，观察记录呕吐、腹泻及便血的次数、量、性质、颜色、气味。

4.保持清洁

呕吐患者及时做好口腔护理，保持口腔清洁。腹泻者注意肛周皮肤护理，保持床单位的整洁。

5.大便标本留取

做大便常规检查时，嘱患者在清洁的便器内排便，用检便匙取中央部分或黏液脓血部分

5 g,或水样便 15～30 ml 放入标本容器。做大便隐血试验期间(前 3 天),主食不受限制,但禁止食用易造成隐血试验假阳性的食物,如肉类、禽类、猪血及含铁丰富的药物和食物等,第 4 天留取大便做隐血实验。

6.术前准备及术后护理

如患者需要做胃镜、腹腔穿刺术、肝脾穿刺活检、纤维内镜、经皮肤肝穿刺介入治疗等检查时,应做好术前准备及术后护理工作。

7.心理护理

加强心理护理,避免不良因素的刺激,进行有关饮食、营养、卫生知识的宣教。

二、急性胃炎患者的护理

急性胃炎是指多种病因引起的胃黏膜急性炎症,内镜检查可见胃黏膜充血、水肿、糜烂和出血等一过性病变,病理学为胃黏膜有大量中性粒细胞浸润。急性胃炎主要有急性幽门螺杆菌胃炎、除幽门螺杆菌胃炎外的急性感染性胃炎、急性糜烂出血性胃炎三种。

(一)评估要点

1.病史

评估个人史与服药史,是否有口服直接损伤胃黏膜上皮层的药物(如非甾体消炎药、抗肿瘤药、氯化钾或铁剂)、急性应激、大量饮酒、误服腐蚀性毒物可引起急性胃黏膜炎症。

2.身体评估

评估有无恶心、呕吐、食欲不振、呕血、黑便等症状;呕吐物及排泄物的颜色、性质、量;腹痛的部位、性质、规律。

3.辅助检查

(1)大便常规检查可发现大便隐血试验阳性。

(2)胃镜检查在大出血后 24～48 h 进行,镜下可见浅表溃疡,多发性糜烂、出血灶,表面附有黏液和炎性渗出物;一般应激所致的病损以胃体与胃底为主,非甾体消炎药与酒精所致的以胃窦为主。

(二)护理措施

1.一般护理

(1)体位与活动:嘱患者注意休息,应激性胃炎患者做好心理疏导,解除精神紧张,保证其身心休息,以利于康复。腹痛急性发作期应卧床休息,做深呼吸,缓解疼痛,病情缓解后可适当活动。有呕吐的患者应注意取平卧位,头偏向一侧,防止误吸。

(2)饮食:注意饮食卫生。细嚼慢咽,勿暴饮暴食,避免进食过冷或过热、粗糙难消化、变质及刺激性食物,戒烟禁酒。轻症患者给予流质饮食,多饮水,呕吐剧烈者暂禁食。

2.病情观察

(1)观察腹痛的性质和部位,有无呕血、黑便。遵医嘱给予解痉药或热敷(胃、十二指肠出血者禁用)。观察血压、脉搏、面色等变化,详细记录呕吐次数、性质、量。

(2)有失水症状者,遵医嘱查血电解质及二氧化碳结合力,注意观察呕吐物的性质、量及呕吐次数,必要时遵医嘱补液。

（3）腹痛的护理：局部热敷，以解除胃痉挛，减轻腹痛，但应注意避免烫伤。

3.用药指导

护士应耐心解释各类药物的作用、不良反应及使用注意事项，指导患者遵医嘱正确用药。

（1）制酸剂应在饭后 30 min 至 2 h 服用，保护胃黏膜的药物应该在餐前 1 h 服用。

（2）遵医嘱予镇痛药物，并注意观察有无胃肠道不适等不良反应。

（3）常见药物不良反应：如服用含镁制酸剂可能造成腹泻，含铝制酸剂则可能造成便秘。

4.心理护理

向患者耐心讲解疾病知识，关心患者，消除紧张情绪。

5.预防并发症

（1）误吸：呕吐频繁者遵医嘱给予止吐药物，取平卧位，头偏向一侧。

（2）出血：避免进食过冷或过热、粗糙难消化、变质及刺激性食物。

（三）健康教育

（1）注意生活规律，避免精神紧张和劳累，避免熬夜。

（2）遵医嘱服药，避免使用对胃黏膜有刺激性的药物，定期复查。

三、慢性胃炎患者的护理

慢性胃炎是指多种病因引起的胃黏膜慢性炎症。我国目前将慢性胃炎分为萎缩性、非萎缩性和特殊类型三大类。

（一）评估要点

1.病史

（1）是否有幽门螺杆菌感染病史，其感染是慢性胃炎最主要的病因。

（2）饮食中高盐、缺乏蔬菜、水果与慢性胃炎的发生密切相关。

（3）是否长期饮用浓茶、烈酒、咖啡，食用过冷、过热、过于粗糙的食物。

（4）是否长期服用非甾体消炎药。

2.身体评估

有无上腹痛或不适、恶心、呕吐、食欲不振、饱胀、反酸、嗳气等非特异性的消化不良症状；少数可伴有上消化道出血；自身免疫性胃炎可以出现贫血、体重减轻，有时可有上腹部轻压痛。

3.辅助检查

（1）胃镜及胃黏膜活体组织检查：慢性非萎缩性胃炎可见红斑、黏膜粗糙不平、出血点（斑）；慢性萎缩性胃炎可见黏膜呈颗粒状、黏膜血管显露、色泽灰暗、皱襞细小。

（2）幽门螺杆菌检测：通过侵入性（组织学检查、快速尿素酶测定）和非侵入性的（^{13}C 或 ^{14}C 尿素呼气法）方法进行检测。

（3）血清学检查：多灶萎缩性胃炎时，血清促胃液素水平正常或偏低。自身免疫性胃炎时，抗壁细胞抗体和抗内因子抗体检测可呈阳性，血清促胃液素水平明显升高。

（4）胃液分析：多灶萎缩性胃炎时，胃液分泌正常或偏低。自身免疫性胃炎时，胃酸缺乏。

（二）护理措施

1.一般护理

（1）体位与活动：嘱患者注意休息,可用转移注意力、做深呼吸等方法来减轻焦虑,缓解疼痛。病情缓解时可以做适当运动,以增强机体免疫力。

（2）饮食指导：指导患者养成有规律的饮食习惯,勿暴饮暴食;避免进食过冷、过热、辛辣等刺激性食物,戒酒,防止乙醇损伤胃黏膜,注意饮食卫生。

2.病情观察

（1）观察腹痛的性质和部位,有恶心呕吐者详细记录呕吐次数、性质、量。

（2）观察血压、脉搏、面色等变化,做好护理记录。

（3）腹痛的护理：可使用热水袋热敷胃部,以解除胃痉挛,减轻腹痛,但应注意避免烫伤。

3.用药指导

遵医嘱给予清除幽门螺杆菌感染治疗时,注意观察药物的疗效及不良反应。

（1）胶体铋剂：胶态次枸橼酸铋剂（CBS）为常用制剂,因该药物在酸性环境才起作用,故在餐前半小时服用为宜。服用 CBS 过程中可使牙齿变黑,可用吸管直接吸入。

（2）抗菌药物：阿莫西林服用前应询问青霉素过敏史,使用过程中注意有无迟发性过敏反应如皮疹。甲硝唑可引起恶心、呕吐等胃肠道反应,应在餐后 30 min 服用,并可遵医嘱服用甲氧氯普胺、维生素 B_{12} 等拮抗。

4.心理护理

关心患者,向其耐心讲解疾病知识,消除紧张情绪。根据患者的病因、具体情况进行用药指导,介绍药物不良反应,指导患者定期门诊复查。

（三）健康教育

（1）注意生活规律,避免精神紧张和劳累,避免熬夜,指导患者保持良好的心理状态,注意劳逸结合,积极配合治疗。

（2）遵医嘱服药,避免使用对胃黏膜有刺激性的药物,如阿司匹林、保泰松等,定期复查。

四、消化性溃疡患者的护理

消化性溃疡主要指发生在胃和十二指肠的慢性溃疡,即胃溃疡和十二指肠溃疡。因溃疡形成与胃酸、胃蛋白酶的消化作用相关而得名。溃疡的黏膜层缺损超过黏膜肌层,与糜烂不同。

（一）评估要点

1.病史

（1）是否有幽门螺杆菌感染病史,家族中有无溃疡病患者,是否长期服用非甾体消炎药,是否有急性应激或长期精神紧张、焦虑、情绪波动、过度劳累等诱发因素。

（2）患病及治疗经过：首次发作的时间,疼痛与进食的关系,疼痛的规律、部位及性质。

（3）患者及家属对疾病的认识程度、家庭经济状况和社会支持情况。

2.身体评估

生命体征、有无痛苦表情、消瘦、贫血貌;有无全腹压痛、肌紧张;有无腹痛、反酸、恶心、呕吐等胃肠道表现;有无消化道大出血、穿孔及幽门梗阻等并发症。

3.辅助检查

(1)胃镜和胃黏膜活体组织检查:胃镜可直接观察溃疡部位、大小、性质,并可在直视下取活组织做病理检查和幽门螺杆菌检测。

(2)X线钡餐检查:适用于对胃镜检查有禁忌或不愿接受胃镜检查者。溃疡的X线直接征象是龛影,对溃疡诊断有确诊价值。

(3)幽门螺杆菌检测结果可作为选择根除幽门螺杆菌治疗方案的依据。

(4)大便隐血试验阳性结果提示溃疡有活动,如结果持续阳性,应怀疑癌变的可能。

(二)护理措施

1.一般护理

(1)活动与休息:活动性溃疡且症状较重者,卧床休息几天至2周,病情轻者鼓励适当活动以分散注意力。

(2)饮食:注意少食多餐,细嚼慢咽,给予清淡易消化的食物,忌粗糙、刺激性食物,戒烟戒酒。

2.病情观察

(1)患者出现四肢厥冷、脉速、血压下降、黑便、腹痛剧烈、呕吐、呕血并伴有休克症状等,应考虑消化道大出血,按消化道出血护理。

(2)患者出现上腹部难以忍受的剧痛,伴恶心、呕吐甚至休克等症状,应警惕急性消化道穿孔,遵医嘱给予禁食、交叉输血、补液、胃肠减压等处理,迅速做好术前准备。

(3)上腹部疼痛是本病主要的症状,可分为钝痛、灼痛、胀痛、剧痛或者饥饿样不适。疼痛部位多位于上腹中部、偏左或偏右。多数患者的疼痛具有典型的规律。胃溃疡表现为空腹痛,即餐后2~4 h或(及)午夜痛,进食或服用抗酸剂后可以缓解。十二指肠溃疡的疼痛多在餐后1 h内出现,经1~2 h后逐步缓解,至下餐进食后再次出现疼痛,午夜痛也有发生,但较胃溃疡少。部分患者无以上症状,仅表现为无规律的上腹痛。

(4)常见的并发症有:出血、穿孔、幽门梗阻、癌变等,如有异常情况及时报告医生给予处理。

3.用药护理

降低胃酸的药物包括抗酸药物和抑制胃酸分泌药物两类。前者与胃内盐酸作用形成盐和水,使胃内酸度降低,对缓解胃溃疡疼痛有较好效果。常用的碱性抗酸药有氢氧化铝、铝碳酸镁及其复方制剂等,但长期大量使用,不良反应较大,因此临床上很少单一应用抗酸药治疗溃疡。常用的抑制胃酸分泌的药物有 H_2 受体拮抗剂(H_2RA)和质子泵抑制剂(PPI)两大类。

4.心理护理

消除其紧张情绪,保持心情愉快,注意劳逸结合,使其更好地配合治疗。

(三)健康教育

(1)向患者讲解加重消化性溃疡的相关因素,指导患者保持乐观情绪,规律生活,避免过度劳累,选择合适的锻炼方式,提高机体免疫力。

(2)指导患者正确服药,学会观察药效及不良反应,不能随意停药和减量,禁用或慎用非甾体类药物,有上腹部疼痛不适、呕血、黑便等及时就诊。

五、溃疡性结肠炎患者的护理

溃疡性结肠炎是一种病因不明的直肠和结肠非特异性炎症性疾病,病变部位主要限于大肠的黏膜与黏膜下层。临床表现为腹泻、黏液脓血便和腹痛,病情轻重不一,表现为反复发作的慢性病程,多见于 20～40 岁。

(一)评估要点

1.病史

是否有腹泻、黏液脓血便和腹痛病史,是否有腹胀、食欲不振、恶心、呕吐。

2.身体评估

(1)全身情况:中、重度患者活动期有低热或中等度发热、高热。重症患者可出现衰弱、消瘦、贫血、低蛋白血症、水和电解质平衡紊乱等表现。

(2)肠外表现:本病可伴有一系列肠外表现,需要评估患者是否有口腔黏膜溃疡、结节性红斑、外周关节炎、坏疽性脓皮病、虹膜睫状体炎等。

3.辅助检查

(1)血液检查:可有红细胞和血红蛋白减少,活动期白细胞计数增高。红细胞沉降率增快和 C 反应蛋白增高是活动期的标志;重症患者可有人血白蛋白下降。

(2)大便检查:肉眼观察有黏液脓血,显微镜可见脓细胞和红细胞,急性发作期可见巨噬细胞。

(3)自身抗体检测:血中外周型抗中性粒细胞胞浆抗体和抗酿酒酵母抗体分别为溃疡性结肠炎和克罗恩病的相对特异性抗体,这两种抗体的检测有助于溃疡性结肠炎和克罗恩病的诊断和鉴别诊断。

(4)结肠镜检查:可以直接观察病变肠黏膜并进行活检。内镜下可见病变黏膜充血和水肿,粗糙呈颗粒状,质脆易出血;黏膜上有多发性浅溃疡,散在分布,也可以融合,表面附有脓性分泌物;也可见假息肉形成,结肠袋变钝或者消失。

(5)X 线钡剂灌肠检查:可见黏膜粗乱或者有颗粒状改变,也可多发小龛影或小的充盈缺失。

(二)护理措施

1.一般护理

(1)休息与活动:急性发作和危重患者卧床休息,病情较轻者适当休息。

(2)饮食:指导患者食用质软、易消化、少纤维、富含营养的无刺激性食物,如冬瓜、黄瓜、白菜、豆类、鱼、蒸蛋等;病重者禁食,使肠道休息,以利于减轻炎症控制症状,可选择胃肠外营养。

(3)连续便血和腹泻时,注意预防感染及做好肛周皮肤的护理。

2.病情观察

(1)观察腹痛情况及腹泻次数,粪便性状、颜色、量和全身情况。

(2)准确记录出入水量。

(3)重型患者严密观察病情变化,如并发中毒性肠扩张、结肠穿孔和急性腹膜炎症状时立即报告医生处理。

3.用药护理

(1)服用柳氮磺吡啶(SASP)时,可出现恶心、呕吐、食欲不振、粒细胞减少、再生障碍性贫血、自身免疫性溶血等,应指导患者餐后服药,多饮水。

(2)服用糖皮质激素者,注意激素不可随意减量、停药,应防止反跳现象的发生。

(3)使用免疫抑制药可出现骨髓抑制现象,应注意监测白细胞计数等。

4.心理护理

进行心理疏导,减轻患者焦虑及恐惧情绪,加强患者战胜疾病的信心。

5.灌肠护理

行保留灌肠前,嘱患者排尽大小便,取左侧卧位,抬高臀部10 cm左右,使药液不易溢出,灌肠速度宜缓慢。

(三)健康教育

(1)合理休息,保持情绪稳定。避免复发常见诱因,如精神刺激、过度劳累、饮食失调、感染、擅自减药与停药。

(2)按时服药,规律饮食,积极配合治疗和护理。

(3)本病一般呈慢性过程,但预后较好,建立积极的应对方式,提供良好的家庭及社会支持。

(4)定期复诊,如有腹泻、腹痛、食欲不振、消瘦等症状随时复查。发生腹痛加剧或出现黏液脓血便次数增多时,应立即就诊。

六、胃癌患者的护理

胃癌起源于胃壁最表层的黏膜上皮细胞,可发生于胃的任何部位,但半数以上发生在胃窦部、胃小弯及前后壁,其次是贲门部,胃体相对少见。胃癌居全球肿瘤发病和癌症死亡率的第二位。男性发病率与死亡率均高于女性,男女比例为2:1。好发年龄为55~70岁,以中老年居多。我国西北地区发病率最高,中南和西南地区较低。

(一)评估要点

1.病史

评估患者的居住环境、饮食习惯、家族遗传史,是否有幽门螺杆菌感染病史。

2.身体评估

(1)腹痛的部位、性质、规律性。

(2)有无出血、穿孔等并发症。

(3)营养状况:体重、进食、有无贫血、有无低蛋白血症。

(4)有无恶病质表现。

3.辅助检查

(1)血常规检查:多数患者有缺铁性贫血,因长期失血所致。

(2)大便隐血试验:持续呈阳性,有诊断学意义。

(3)内镜检查:内镜直视下可观察病变部位、性质,并取黏膜做活体组织检查,是目前最可靠的诊断手段。早期胃癌可表现为小的息肉样隆起或者凹陷,一片变色的黏膜,或粗糙不平呈颗粒状,有时不易辨认;进展期胃癌可表现为凹凸不平、表面污秽的肿块,或不规则较大溃疡,常见渗血及溃烂。目前也用超声内镜检查,是一种将超声探头引入内镜的检查,可判断胃内或者是胃外的肿块,观察肿瘤侵犯胃壁的深度,对肿瘤侵犯深度的判断准确率可达 90%,该检查有助于区分早期和进展期胃癌。

（二）护理措施

1.一般护理

（1）休息与活动:提供舒适的环境,保证充足的休息,中晚期患者需卧床休息。卧床休息患者注意皮肤护理,每 2 h 翻身 1 次。保持口腔、皮肤清洁,定时更换体位,防止肺炎、血栓性静脉炎、压疮等并发症的发生。

（2）饮食:鼓励患者进食高热量、高蛋白、富含维生素、易消化、无刺激的食物,如菜汤、冬瓜、黄瓜、白菜、豆类、鱼、蒸蛋等;多食用富含维生素 C 的新鲜水果、蔬菜、豆制品、乳制品;避免高盐食品如咸菜、烟熏和腌制食品。科学储存食品,不食用霉变食品。少食多餐。伴有幽门梗阻者暂禁食,必要时静脉补液或实施全胃肠外营养。

2.病情观察

（1）严密观察病情变化,若出现面色苍白、血压下降、剧烈腹痛等立即通知医生处理,剧烈疼痛时遵医嘱予以镇痛药。

（2）行胃肠减压的患者,注意观察胃管引流的量、色、性质,妥善固定,防止胃管脱出,定时冲管。

（3）应用化疗药物时注意观察药物有无外渗,患者有无恶心、呕吐等消化道症状。

3.用药护理

遵医嘱进行抗肿瘤药物的应用,以抑制癌细胞的扩散和杀伤残存的癌细胞,使疼痛减轻,病情缓解。应用镇痛药需从弱到强,先以非麻醉药为主,当其不能控制疼痛时依次加入弱麻醉性及强麻醉性镇痛药,并配以辅助用药;密切观察镇痛效果及药物不良反应。

4.心理护理

因人而异地执行保护性医疗制度,取得患者的信任和合作,使患者保持良好的心理状态。

（三）健康教育

（1）有癌前病变者应定期检查,做到早诊断、早治疗。

（2）交代患者注意锻炼身体和个人卫生,增强机体抵抗力,定期复查,注意预防感染。安慰疏导患者,保持情绪乐观,注意劳逸结合。

（3）指导疼痛放松疗法及正确对待止痛药物的使用。

（4）交代患者及家属放置各种引流管的目的、注意事项和引起的不适。

七、肠结核患者的护理

肠结核是结核分枝杆菌侵犯肠道引起的慢性特异性感染。

（一）评估要点

1.病史

有无开放性肺结核或其他结核史。

2.身体评估

(1)腹痛部位及规律性、腹泻、便秘、腹胀等情况。

(2)患者的面容:有无慢性病容,出现消瘦、苍白等。

(3)有无并发症:晚期患者常伴有肠梗阻、瘘管形成,也可并发结核性腹膜炎,偶有急性肠穿孔。

3.辅助检查

(1)实验室检查:溃疡型肠结核可有不同程度的贫血,无并发症者白细胞计数一般正常。红细胞沉降率多明显增快,可作为评估结核活动程度的指标之一。溃疡性肠结核的大便多为糊状,一般无肉眼脓血和黏液,但显微镜下可见少量红细胞与脓细胞。结核菌素试验强阳性有辅助诊断的作用。

(2)X线检查:X线胃肠钡餐造影或钡剂灌肠造影对肠结核的诊断具有重要作用。X线表现主要有肠黏膜皱襞粗乱、增厚、溃疡形成、溃疡型肠结核。

(3)结肠镜检查:可以直接观察全结肠和回肠末段,内镜下可见病变黏膜充血、水肿、溃疡形成,可伴有大小及形态各异的息肉、肠腔狭窄等;若活检找到干酪样坏死性肉芽肿或结核分枝杆菌,则可以确诊。

(二)护理措施

1.休息与活动

嘱患者卧床休息,减少活动,降低代谢,减少毒素的吸收。

2.饮食

给予高蛋白、高热量、高维生素、易消化饮食,如新鲜蔬菜、水果、鲜奶、肉类及蛋类等。保证营养的摄入,以增强机体的抗病能力。

3.病情观察

(1)定时监测体温、脉搏,观察腹痛性质、部位和持续时间,对骤起急腹痛要考虑腹内其他结核病灶破溃或穿孔所致的并发症,及时报告医生紧急处理。

(2)有腹泻者,观察大便的形状、颜色、量和次数,有时腹泻和便秘交替出现,可能由腹腔其他结核致吸收不良、不完全性肠梗阻所致。

(3)全身症状和肠外结核表现:溃疡性肠结核常有结核毒血症及肠外结核,特别是肺结核的临床表现,严重时可出现维生素缺乏、营养不良性水肿等表现;增生性肠结核全身情况一般较好。

4.用药护理

(1)按医嘱使用抗结核药物,观察疗效和不良反应。长期应用抗结核药,可致胃肠道不适及听力、肝肾功能的损害,故应定期监测患者的听力及肝肾功能,如有异常及时报告医生,调整药物及药量。

(2)对应用激素治疗的患者,应注意其他不良反应的观察。

5.心理护理

加强心理护理,讲解疾病相关知识,帮助患者树立治愈疾病的信心,保持心情舒畅。

（三）健康教育

(1)指导患者坚持抗结核治疗,保证足够的剂量和疗程。

(2)定期复查,学会自我监测抗结核药物的作用和不良反应,如有异常情况,及时复诊。

八、结核性腹膜炎患者的护理

结核性腹膜炎是结核分枝杆菌感染腹膜引起的,多继发体内其他部位结核病。

（一）评估要点

1.病史

有无肠结核、肠系膜淋巴结核、输卵管结核及粟粒型肺结核(血行播散型肺结核)。

2.身体评估

(1)患者有无慢性病容,表现为消瘦、水肿、苍白、舌炎、口角炎等。

(2)评估有无腹泻、腹胀、腹水等,腹痛的部位及规律性。

(3)全身症状:结核毒血症状常见,主要有发热与盗汗,以低热和中等热最多,约 1/3 的患者有弛张热,少数可呈稽留热。

3.辅助检查

(1)血常规、红细胞沉降率与结核菌素试验:患者可有轻至中度的贫血,多为正细胞正色素性贫血。白细胞计数大多正常,干酪型患者或腹腔结核病灶急性扩散时,白细胞计数增高。红细胞沉降率多明显增快,可作为结核活动病变的指标。结核菌素试验强阳性有助于结核感染的诊断。

(2)X 线检查:腹部 X 线平片检查有时可见钙化影,提示钙化的肠系膜淋巴结结核。X 线胃肠钡剂造影检查时可发现肠粘连、肠结核、肠瘘、肠腔外肿块等,对本病有诊断学意义。

(3)腹腔镜检查:可窥见腹膜、网膜、内脏表面有散在或灰白色结节,浆膜浑浊、粗糙,活体组织检查有确诊意义。此检查适用于有游离腹水,禁用于腹膜有广泛粘连者。

(4)腹水检查:腹水多为草黄色渗出液,少数为淡血色,偶有乳糜性,比重一般超过 1.018,蛋白质含量在 30 g/L 以上,白细胞计数超过 $500×10^6$/L,以淋巴细胞为主。

（二）护理措施

1.休息与活动

嘱患者卧床休息,减少活动,降低代谢,减少毒素的吸收。

2.饮食

给予高蛋白、高热量、高维生素、易消化饮食,如新鲜蔬菜、水果、鲜奶、肉类及蛋类等。保证营养的摄入,以增强机体的抗病能力。

3.病情观察

(1)定时监测体温、脉搏;观察腹痛性质、部位和持续时间,对骤起急腹痛要考虑腹内其他结核病灶破溃或穿孔所致的并发症,及时报告医生紧急处理。

(2)观察热型,午后低热、夜间盗汗严重者及时更换衣裤及床上用品,注意保暖,并协助翻身,加强皮肤护理和口腔护理。高热时根据具体情况选择适宜的降温方式,如温水浴、乙醇擦浴、冰敷、药物降温等。

（3）腹泻者观察大便的性状、颜色、量和次数,有时腹泻和便秘交替出现,可能由腹腔其他结核致吸收不良、不完全性肠梗阻所致。

（4）腹水量多者,配合医生做好腹腔穿刺。

4.用药护理

（1）按医嘱使用抗结核药物,观察疗效和不良反应。长期应用抗结核药,可致胃肠道不适、听力及肝肾功能的损害,故应定期监测患者的听力及肝肾功能,如有异常及时报告医生,调整药物及药量。

（2）对应用激素治疗的患者,应注意其他不良反应的观察。

5.心理护理

加强心理护理,讲解疾病相关知识,帮助患者树立治愈疾病的信心,保持心情舒畅。

6.预防并发症

并发症中以肠梗阻最常见,多发生在粘连型结核性腹膜炎,也可出现肠穿孔、肠瘘及腹腔内脓肿。

（三）健康教育

（1）加强结核病的健康宣教:肺结核患者不可吞咽痰液,提倡公筷进餐及分餐制,牛奶及乳制品应灭菌后饮用,对肠结核患者的大便要进行消毒处理。

（2）指导患者坚持抗结核治疗,保证足够的剂量和疗程。

（3）定期复查,学会自我监测抗结核药物的作用和不良反应,如有异常情况,及时复诊。

第四章　外科护理

第一节　甲状腺、乳房疾病护理

一、甲状腺功能亢进手术患者的护理

甲状腺功能亢进简称甲亢,是由于各种原因致甲状腺激素分泌过多而引起的以全身代谢亢进为特征的内分泌疾病,可分为三类:原发性甲亢,患者年龄多在 20～40 岁,腺体肿大为弥散性,两侧对称,常伴有眼球凸出,故又称突眼性甲状腺肿;继发性甲亢,指在结节性甲状腺肿的基础上出现甲亢,发病年龄多在 40 岁以上,肿大腺体呈结节状,两侧多不对称,无眼球凸出,容易发生心肌损害;高功能腺瘤,是继发性甲亢的一种特殊类型,腺体内有单个的自主性高功能结节,常无眼球凸出。

（一）临床表现

1.甲状腺肿大

多无局部压迫症状。由于腺体内血管扩张、血流加速,听诊可闻及杂音。

2.交感神经功能亢进

患者常多语,性情急躁,容易激动、失眠,双手常有细速颤动,怕热,多汗,皮肤常较温暖。

3.突眼征

典型者双侧眼球凸出、眼裂增宽。严重时上下眼睑闭合困难,甚至不能盖住角膜。

4.心血管功能改变

多诉心悸,脉搏快而有力,脉率常在 100 次/分以上,休息和睡眠时仍快;收缩压升高、舒张压降低,脉压增大。

5.基础代谢率增高

食欲亢进但消瘦,体重减轻,易疲乏。

（二）护理评估

1.一般情况

患者及家属对疾病的认识态度;对手术的接受程度;对术后康复知识的掌握程度。

2.专科情况

(1)评估患者术前药物准备情况,了解甲亢控制的程度。

(2)饮食有无特殊嗜好,食欲有无亢进。

(3)评估术后生命体征和切口、引流情况,特别注意有无急性呼吸困难、窒息、呛咳、误咽、手足抽搐、高热、腹泻、出血、喉返神经损伤、喉上神经损伤、甲状旁腺损伤、甲状腺危象引起的术后并发症。

3.辅助检查

(1)基础代谢率测定:基础代谢率大于20%为甲亢。测定必须在清晨空腹静卧时反复进行。

(2)甲状腺摄 ^{131}I 率测定:如果 2 h 内甲状腺摄 ^{131}I 量超过人体总量 25%,24 h 内超过 50%,且吸 ^{131}I 高峰提前出现,都表示有甲亢。

(3)放射免疫法测定血清中 T_3、T_4 含量:甲亢时 T_3 的上升较早且快,可高于正常的 4 倍左右,而 T_4 则上升较缓慢,仅为正常的 2.5 倍。

(三)术前护理措施

1.一般护理

(1)休养环境:提供安静、适宜的环境,避免患者精神刺激或过度兴奋。

(2)活动指导:充分休息,避免劳累;重病患者应绝对卧床休息。

(3)饮食护理:提供高热量、高蛋白、高维生素饮食,以补充消耗。嘱患者多饮水,避免食用含碘丰富的食物(如海带、紫菜等),忌饮兴奋性饮料(如浓茶、咖啡等)及刺激性食物(如辣椒、姜、蒜等)。

2.药物治疗护理

降低基础代谢率是术前准备的重要环节。常用方法如下。

(1)开始即用碘剂,常用复方碘化钾溶液,用法是每天 3 次,第 1 天每次 3 滴,第 2 天每次 4 滴,以后逐日每次增加 1 滴,至每次 16 滴为止,选择最佳手术时机,维持到手术日。口服时药液滴在饼干或面包上,以减轻对胃黏膜的刺激。2～3 周后甲亢症状得到基本控制,患者情绪稳定、睡眠良好、体重增加、脉率<90 次/分以下,基础代谢率<20%,便可进行手术。

(2)先用硫氧嘧啶等抗甲状腺药物治疗,待甲亢症状得到基本控制后,停服抗甲状腺药物,改服 1～2 周碘剂,再进行手术。

(3)对常规服用碘剂或合用抗甲状腺药物效果不佳或无效者,可改用吲哚美辛,或与碘剂合用。此法一般在 4～7 天即可达到手术前要求。碘剂不能服用过久或突然停药,否则可引起大量甲状腺素进入血液循环,使甲亢症状加重。

3.眼部护理

突眼患者注意保护眼睛。对有突眼症状者,平时可用抗生素滴眼液滴眼,保持眼球湿润,避免干燥和感染;外出时戴墨镜,避免强光照射;睡前应用抗生素眼膏,防止结膜炎、角膜溃疡的发生,睡时适当抬高头部减轻眼部肿胀;眼睑不能闭合者,最好戴眼罩。

4.心理护理

关心体贴患者,帮助患者适应医院的生活环境。向患者介绍手术的必要性和方法,以及手术前后的注意事项,消除患者的顾虑和紧张心理。对精神过度紧张或失眠者,可给予镇静药或安眠药。鼓励家属给予患者心理支持,保证愉快的生活环境。

（四）术前健康指导

术前教会患者练习颈过伸体位，即软枕垫于肩部，保持头低颈部伸直；指导其深呼吸，有助于术后保持呼吸道通畅。

（五）术后护理措施

1.体位与活动指导

患者回病房后取平卧位，颈两侧置沙袋。连接各种引流管。术后6 h患者清醒和血压平稳后取半卧位，以利呼吸和引流。在床上变换体位、咳嗽及活动时注意保持头颈部的固定，以免伤口出血。

2.严密观察病情变化

定时测量体温、脉搏、呼吸、血压，直至平稳。鼓励患者说话、深呼吸和有效咳嗽，保持呼吸道通畅。观察伤口渗血情况、颜色；观察有无呼吸困难、声调降低或声音嘶哑、呛咳或误咽。

3.引流管护理

保持颈部引流管引流通畅，准确记录并观察引流物的量和性状，术后伤口内放置有引流条者，注意保持引流条固定好无滑脱，及时更换浸湿的敷料，保持引流通畅。引流物一般在术后24～48 h拔除。

4.饮食指导

术后6 h可给予少量温开水，若无呛咳、误咽可过渡为流食、半流食和软食；饮食以高热量、高蛋白、高维生素、清淡、易消化的食物；宜少食多餐，均衡进食；鼓励患者坐起进食。

5.给药护理

甲亢患者术后需继续服用复方碘化钾，从每天3次，每次16滴开始，逐日每次减少1滴，至每次3滴为止，不再服用。术前用吲哚美辛准备者，术后继续服4～7天。

6.基础护理

口腔护理，每天3次。

7.其他有关护理

准备气管切开包、小沙袋、无菌手套、氧气、呼吸机、吸痰设备、急救药品等，以备急需。

8.术后并发症的护理

（1）呼吸困难和窒息：是术后最危险的并发症，多发生在术后48 h内。常见原因有切口内出血压迫气管、喉头水肿、气管塌陷；表现为进行性呼吸困难、烦躁、发绀，甚至发生窒息。处理方法：窒息如因出血所致，可见颈部肿胀、切口渗血，需立即在床边抢救，迅速拆除缝线，清除积血；气管塌陷者立即做气管切开及插管，然后送手术室进一步处理，喉头水肿者立即应用地塞米松静脉滴注，无好转者行气管切开或环甲膜穿刺。

（2）声音嘶哑、失声：因喉返神经损伤主要是手术操作中直接切断、缝扎、钳夹、牵拉等所引起。切断、缝扎为永久性损伤，立即出现症状。钳夹、牵拉在术后数天才出现症状，为暂时性的，经过3～6个月的理疗可逐渐恢复。一侧喉返神经损伤声音嘶哑，以后由健侧过渡向内侧内收而好转，双侧喉返神经损伤则需手术修补。

（3）误咽、呛咳、音调降低：因喉上神经损伤所致。喉上神经损伤一般经理疗后症状明显改善；进食呛咳者，应取坐位或半坐位进食，试给半流质或流质饮食，吞咽不可匆忙，特别要注意避免饮水时误咽。

(4)甲状腺危象：多发生在术后 12～36 h,表现为高热(39℃以上),脉快(120 次/分以上)而弱,烦躁不安,甚至昏迷,常伴呕吐、腹泻,如不及时抢救可危及生命。预防甲状腺危象的关键是术前稳定患者情绪,做好药物准备的护理,务必达到术前准备要求;术后继续服用碘剂。一旦出现以上症状,应及时给予吸氧、物理降温(控制在 37℃左右)、静脉输注葡萄糖溶液,并根据医嘱给镇静药(巴比妥),静脉注射碘剂、氢化可的松、普萘洛尔等药物。有心力衰竭者,加用洋地黄制剂。病情一般在 36～37 h 逐渐好转。

(5)手足抽搐：由于术中误切或挫伤甲状旁腺致低钙抽搐,多在术后 1～4 天出现。抽搐发作时应立即静脉缓慢注射 10%葡萄糖酸钙或氯化钙 10～20 ml,以解除痉挛,饮食应注意限磷(如含磷较高的肉类、乳品或蛋类饮食)补钙,可口服葡萄糖酸钙 2 g,每天 3 次。

(六)术后健康指导

(1)保持心情愉快,维持充足睡眠,避免劳累。术后 3 个月可恢复正常工作。

(2)加强颈部功能锻炼,做抬头、左右转颈活动,防止功能异常。

(3)定期复查血常规,术后 3、6、12 个月及以后每年随访 1 次,共 3 年。

(七)应急措施

1.术后呼吸困难和窒息

多发生于术后 48 h 内。表现为进行性呼吸困难、烦躁、发绀甚至窒息;若患者有颈部紧压感、呼吸费力、气急烦躁、心率加快、发绀等应立即检查切口,排除出血压迫。如血肿清除后,患者呼吸仍无改善,立即配合医师行气管切开,同时吸氧。

2.甲状腺危象

发生在术后 12～36 h,临床表现为高热、脉快而弱(120 次/分以上)、烦躁、谵妄甚至昏迷,常伴有呕吐、腹泻。如出现以上情况立即通知医生采取抢救措施。

(八)健康教育

(1)指导患者自我控制情绪,保持精神愉快、心境平和。

(2)注意保暖,防止上呼吸道感染;吸烟患者术前 2 周禁烟,预防术后肺部并发症。

(3)指导患者练习手术时的头、颈过伸体位;讲解甲状腺术后并发症的表现和预防方法。

(4)指导术后患者早期下床活动,保护头颈部;术后早期进流食,不可过热,以防止颈部血管扩张,加重创口渗血;术后 48 h 内,患者应避免过频活动或谈话,以减少切口内出血;拆线后指导患者练习颈部活动,防止切口粘连和瘢痕收缩。

(5)讲解甲亢术后继续服药的重要性并督促执行。教会患者正确服用碘剂的方法,复方碘化钾溶液对口腔黏膜有刺激作用,因此,服用碘剂时须将复方碘化钾溶液滴在馒头、饼干等固体食物上一并服用,减少口腔黏膜刺激并保证剂量准确。

(6)指导出院患者定期到门诊复查,以了解甲状腺的功能,若出现心悸、手足震颤、抽搐等情况,及时就诊。

(7)限制含磷高的食物,如牛奶、瘦肉、蛋黄、鱼类等,以免影响钙的吸收。

二、结节性甲状腺肿手术患者的护理

结节性甲状腺肿多由弥散性甲状腺肿演变而成,是在弥散性甲状腺肿的基础上,由于不均匀的复原反应形成的普遍甲状腺结节性肿大;结节可表现为多种形态,这与病变的性质、时间的长短及继发性改变有关。结节性甲状腺肿,大体标本可分为 4 型:单结节型、多结节型、腺瘤型和囊肿。

(一)临床表现

1.颈部肿块

肿块随吞咽动作活动,柔软,表面光滑,皮肤色泽正常,局部无血管杂音及震颤。

2.结节

甲状腺结节增大时,可压迫邻近组织、器官,若压迫气管可引起呼吸困难和刺激性咳嗽;压迫食管引起吞咽困难;压迫上腔静脉,可出现头面部和上肢瘀血水肿;压迫喉返神经,可引起声音嘶哑。

3.结节囊性变

结节囊性变之后,还可发生广泛的纤维化和钙化,这时甲状腺结节大小不等,质地不一,有的表面坚硬,但活动良好,结节长期的压迫可使气管软骨环变性、萎缩,形成气管软化症。

(二)护理评估

1.一般情况

了解患者的诊疗经过,患者是否存在心悸、疼痛、呼吸困难、口干、恶心、大汗等表现,患者言谈是否表现出恐惧,有无恐惧行为和躯体方面客观的表现。

2.专科情况

(1)术后评估血氧浓度及有无缺氧症状、体征,切口渗血量及有无皮下血肿。

(2)患者呼吸的频率、节律及呼吸深浅,声音的变化,进食、水时有无呛咳,手术部位有无憋胀感。

3.辅助检查

术前 B 超、CT 检查可了解肿瘤性质及与血管的关系;术前行血尿常规、肝肾功能、心电图等检查,了解患者情况,必要时行心、肺功能检查。

(三)护理措施

(1)每 30 min 测量 1 次患者的血压、呼吸、脉搏。了解患者的发音和吞咽情况,判断有无声音嘶哑或音调降低、误咽呛咳。及时发现创面敷料潮湿情况,估计渗血量,有无血肿发生。

(2)患者出现焦虑时,做好心理护理,帮助患者总结成功的应对经验,增强其克服焦虑的信心。

(四)健康教育

(1)术后卧床期间鼓励患者在床上活动,促进血液循环和切口愈合。

(2)指导术后患者早期下床活动,保护头颈部;术后早期进流食,不可过热,以防止颈部血管扩张,加重创口渗血;术后 48 h 内,患者应避免过频活动或谈话,以减少切口内出血;拆线后指导患者练习颈部活动,防止切口粘连和瘢痕收缩。

(3)定期复诊。嘱患者自行检查颈部,出院后定期复诊,在正规医疗单位检查颈部、肺部等,若发现结节、肿块,及时治疗。

三、甲状腺癌患者的护理

甲状腺癌是最常见的甲状腺恶性肿瘤,约占全身恶性肿瘤的 1%。病理类型有乳头状癌、滤泡状癌、未分化癌、髓样癌等四种。其中,乳头状癌最常见,低度恶性,生长慢,较早出现颈部淋巴结转移,预后较好。

(一)病理

1.乳头状癌

约占成人甲状腺癌70%和儿童甲状腺癌的全部。多见于 21～40 岁女性,低度恶性,生长较缓慢,较早出现颈部淋巴结转移,预后较好。

2.滤泡状癌

约占甲状腺癌的 15%。常见于 50 岁左右的女性,中度恶性,发展较快,有侵犯血管倾向,33%可经血运转移至肺、肝、骨及中枢神经系统,预后不如乳头状癌。

3.未分化癌

未分化癌占 5%～10%。多见于 70 岁左右的老年人,高度恶性,发展迅速,约 50%早期便有颈淋巴结转移,或侵犯喉返神经、气管或食管,常经血运转移至肺、骨等处,预后很差。

4.髓样癌

髓样癌仅占 7%,常有家族史。来源于滤泡旁细胞(C 细胞),分泌大量降钙素。恶性程度中等,较早出现淋巴结转移和血运转移,预后不如乳头状癌及滤泡状癌,但较未分化癌好。

(二)临床表现

乳头状癌和滤泡状癌初期多无明显症状。随着病程进展,肿块逐渐增大、质硬、表面高低不平、吞咽时肿块移动度减小;未分化癌上述症状发展迅速,并侵犯周围组织。晚期癌肿常因压迫喉返神经、气管或食管而出现声音嘶哑、呼吸困难或吞咽困难等;若压迫颈交感神经节,可产生霍纳(Horner)综合征;若颈丛浅支受侵,可有耳、枕、肩等部位的疼痛。可有颈淋巴结转移及远处脏器转移。颈部淋巴结转移在未分化癌发生较早,有的患者甲状腺肿块不明显,先发现转移灶,就医时应想到甲状腺癌的可能;远处转移多见于扁骨(颅骨、椎骨、胸骨、盆骨等)和肺。

因髓样癌组织可产生激素样活性物质(5-羟色胺和降钙素等),患者可出现腹泻、心悸、颜面潮红和血钙降低等症状,并伴有其他内分泌腺体的增生。

(三)辅助检查

放射性[131]I扫描显示为冷结节,边缘较模糊。细针穿刺细胞学检查可取肿瘤组织做病理检查,诊断的正确率较高。B超及 X 线检查可了解有无甲状腺肿块、肿块压迫和转移情况。血清降钙素测定有助于诊断髓样癌。

(四)处理原则

争取早期手术切除患侧腺体和峡部、对侧腺体的大部,或全腺体切除。如有淋巴结转移,同时进行颈淋巴结清扫术。未分化癌通常采用外放射治疗。

（五）护理措施

1.术前护理

做好心理护理，减轻患者的焦虑和恐惧。过分紧张者，遵医嘱给予镇静剂；指导进行手术体位练习；做好皮肤准备；备气管切开包和无菌手套；中分化腺癌根治术前遵医嘱备血。

2.术后护理

（1）体位：患者回病室后取平卧位。麻醉作用消失、生命体征平稳后，改半卧位，以利于呼吸和引流。

（2）病情观察：监测生命体征，观察有无颈部肿胀、呼吸困难、声音改变（如嘶哑、音调降低或失音）、呛咳、手足抽搐等；对合并甲亢者，还应注意有无甲状腺危象表现，发现异常情况及时协助处理。

（3）饮食和营养：患者若无特殊反应，术后6 h可进温热食物。但甲状腺癌颈部淋巴结清扫术后，因手术创伤较大，患者全身和局部反应较重，多在术后2~3天才开始进食。禁饮食和进食不足期间应遵医嘱补充水电解质和必要的营养素。

（4）切口和引流管护理：观察敷料有无渗血，必要时予以更换；甲状腺癌术后引流管接负压吸引，应保持引流通畅，观察引流液的量和性质，一般于术后48~72 h拔除。

（5）特殊用药：甲状腺全切除术后，应遵医嘱用甲状腺制剂做替代疗法。

（六）健康教育

1.功能锻炼

卧床期间鼓励患者床上活动，促进血液循环和切口愈合。头颈部在制动一段时间后，可开始逐步练习活动，促进颈部功能恢复。颈淋巴结清扫术者，斜方肌不同程度受损，故切口愈合后应开始肩关节和颈部的功能锻炼，随时注意保持患肢高于健侧，以防肩下垂。功能锻炼应至少持续至出院后3个月。

2.心理调适

不同病理类型的甲状腺癌预后有明显差异，指导患者调整心态，积极配合后续治疗。

3.后续治疗

指导甲状腺全切除者遵医嘱坚持服用甲状腺素制剂，预防肿瘤复发。术后遵医嘱按时行放疗等。

4.定期复诊

教会患者自行检查颈部。出院后定期复诊，检查颈部、肺部及甲状腺功能等。若发现结节、肿块及时就诊。

四、单纯性甲状腺肿患者的护理

单纯性甲状腺肿，俗称"大脖子"，是由于缺碘、致甲状腺肿物质及甲状腺激素合成障碍等因素引起的甲状腺持续性肿大。依其形态可分为弥散性甲状腺肿和结节性甲状腺肿。依发病流行情况又可分为地方性甲状腺肿和散发性甲状腺肿。发病率女性较男性略高。一般多发生于青春期，在流行地区亦常见于入学年龄的儿童。

（一）病因

1.碘缺乏

碘的缺乏是引起单纯性甲状腺肿的主要原因,多发生于山区和高原,又称地方性甲状腺肿。

2.甲状腺素的需要量增加

处于青春期、妊娠期、哺乳期,机体代谢旺盛,甲状腺素的需要量暂时增加,能使甲状腺肿大,属生理性甲状腺肿,常能在成年或分娩、哺乳期后自行恢复。

3.甲状腺素合成和分泌障碍

磺胺、硫脲类药物可阻碍甲状腺素的合成。

（二）临床表现

双侧甲状腺弥散性肿大,随吞咽上下移动,能扪及结节;囊肿样变可并发囊内出血,结节可在短期内迅速增大。结节性甲状腺肿大严重者可出现压迫症状。少部分结节性甲状腺肿可继发甲亢,也可恶变。

（三）辅助检查

B超检查可发现甲状腺肿大,其他与甲状腺有关的检查均无异常。

（四）处理原则

1.非手术治疗

以口服碘化物、甲状腺素和高碘食品为主。

2.手术治疗

常采用甲状腺大部切除术,适用于以下情况:①出现压迫症状。②胸骨后甲状腺肿或巨大甲状腺肿影响工作和生活。③已经形成结节性甲状腺肿,特别是继发甲亢,疑有恶变者。

（五）护理评估

1.目前身体状况评估

甲状腺肿大程度,有无压迫症状及合并甲亢。

2.与疾病相关的健康史

了解患者居住地、家族史、生长发育情况、所用药物、饮食习惯等。

3.心理-社会状况

了解患者及家属对疾病与健康的认识程度和心理适应情况等。甲状腺肿较大、有压迫症状或疑有恶变者,心理压力较大。了解家庭经济状况及社会支持等情况。

（六）护理措施

1.预防

在甲状腺肿流行地区推广加碘食盐(每 10～20 kg 食盐中加入碘化钾或碘化钠 1 g 即可)。告知女性在特殊生理时期应多食海带、紫菜等含碘丰富的食品。

2.用药护理

遵医嘱给予甲状腺素片等药物治疗,告知患者服药的重要性,没有医嘱不可随意增减剂量或停药。

3.警惕并发症

告知结节性甲状腺肿有继发甲亢及恶变的可能,应定期到医院随访,以便及早发现和处理异常情况。

五、急性乳腺炎患者的护理

急性乳腺炎是指乳房的急性化脓性感染,患者多是产后哺乳的妇女,尤以初产妇多见,经常在产后 3～4 周发病。

急性乳腺炎是乳腺的急性化脓性感染,患者多是产后哺乳的妇女,尤以初产妇多见,往往发生在产后 3～4 周。主要因为乳头皮肤破损有利于细菌入侵,乳汁淤积有利于细菌生长造成。

（一）临床表现

(1)患者感觉乳房胀痛,局部红肿、发热,不敢给婴儿哺乳。

(2)随病情发展致全身不适,疲乏无力,食欲缺乏,患乳压痛明显。

(3)患侧腋窝淋巴结肿大并有压痛。

(4)如有脓肿形成,触摸可有波动感。如表浅部脓肿可向外破溃,深部可形成乳房后脓肿。

(5)严重时患乳肿大,充血肿胀,皮温增高,触痛明显。伴有全身症状如寒战、高热、脉搏加快、表浅静脉扩张。感染严重时可并发脓毒血症。

（二）护理评估

1.一般情况

患者体温是否正常、有无乳头发育不良、乳汁淤积等情况。

2.专科情况

(1)乳房胀痛程度、时间,是否有波动性疼痛。

(2)乳房出现局部皮肤红肿、硬块的时间,是否形成脓肿。

(3)有无寒战、发热、脉率加快等全身中毒症状。

3.辅助检查

白细胞偏高、脓肿穿刺有脓性液体抽出。

（三）护理措施

1.病情观察

定时测量体温、脉搏、呼吸。观察局部红肿范围及有无波动感,必要时查血常规,了解白细胞计数并进行细菌培养。

2.合理休息与饮食

患者在炎症急性期应卧床休息,给予高热量、高维生素、清淡、易消化的饮食,并注意水分的补充。

3.对症护理

(1)消除淤积乳汁及断乳:患乳腺炎应暂停哺乳,定时以吸乳器吸尽积乳,炎症早期,也可以用手法按摩排空积乳。若感染严重或并发乳瘘时应断乳。断乳可口服己烯雌酚每次 1～2 mg,每天 3 次,连服 3 天。或用中药炒麦芽每天 60 g,分 2 次服,连服 2～3 天。

(2)疼痛处理:帮助患者料理生活,避免触碰乳房引起疼痛。用宽布带或宽松的内衣将乳房托起,可以减少乳房下垂、活动引起的疼痛。疼痛较严重的,可给予镇痛药。

(3)高热时及时物理降温:如温水浴、冰袋或冷毛巾湿敷头部及全身大血管处;但当患者体温持续不降或上升至 39℃ 以上时必须用药物降温,如口服或注射对哺乳无影响的退热药。对发热的患者要定时测体温,严密观察体温的变化。

(4)未形成脓肿者:乳房局部理疗,炎症早期(发病 24 h 内)可以用冰袋冷敷,有抑制炎症,减轻疼痛作用。病后 24 h 炎症未能控制者应改用热敷,常用 25% 的硫酸镁湿热敷。冷敷或热敷时注意不要冻伤或烫伤皮肤。用其他物理疗法,如金黄散、鱼石脂软膏或中药蒲公英局部外敷,红外线、超短波局部照射也有较好的效果。

(5)脓肿形成者:及时做好术前准备,以便进行脓肿切开引流术。一般脓肿切开 2 天后第一次换药,注意观察脓液量、颜色和气味变化;引流物取出时要仔细检查,避免遗留影响伤口愈合;伤口敷料浸湿应及时更换,保护周围皮肤不受浸渍。

4.心理护理

患者一般存在紧张、焦虑、急躁的情绪变化,与高热、剧烈的疼痛及不能给婴儿哺乳有很大关系,作为护理人员应及时加以疏导,让患者及家属知道,及时恰当的治疗后,乳房外形和功能不会受到明显影响。生活上多理解、宽容、帮助患者,让她们以良好的心态配合治疗。

(四)健康指导

(1)注意个人卫生,保持乳房及乳头清洁,每次哺乳前后及时用温水毛巾清洁乳头周围。

(2)矫正乳头内陷,有先天乳头内陷者,应于分娩前 3 个月常挤捏、提拉乳头得以矫正。

(3)防止乳汁淤积,养成定时哺乳的习惯,每次哺乳后用吸奶器吸净残留的乳汁,或用手按摩乳底使乳汁排出,以减少乳汁的淤积。

(4)注意婴儿的口腔卫生并及时治疗其口腔炎症,不要让婴儿养成含乳头睡觉的习惯。

(5)乳头有破损或破裂,要及时治疗。

六、乳腺良性肿瘤手术患者的护理

女性乳房肿块的发病率甚高,良性肿瘤中以纤维腺瘤最多,约占良性肿瘤的 3/4,其次为乳管内乳头状瘤,约占良性肿瘤的 1/5,还有乳腺脂肪瘤、错构瘤等,因肿瘤均有恶变可能,其治疗均应手术切除,并做病理检查。乳腺囊性病可能已有癌变但临床尚未观察到,应以外科手术治疗为主。

(一)临床表现

1.乳房纤维腺瘤

乳房纤维腺瘤多见于 18～25 岁青年女性。偶然发现乳房肿块,常无明显症状,呈圆形或椭圆形,以单发为多,生长缓慢,质似硬橡皮球的弹性感,表面光滑,易推动。

2.乳管内乳头状瘤

患者无自觉不适,常因乳头溢液污染内衣引起患者注意,溢液可为血性、暗棕色或黄色液体。乳管内乳头状瘤较小,常不能触及,大乳管内乳头状瘤可在乳晕区扪及直径为数毫米的小结节,多呈圆形、质软可推动,轻压肿块,常可从乳头溢出液体。

3.乳腺囊性增生

好发于 40 岁左右的女性,少数人在早期乳管扩张时有乳腺疼痛和触痛,囊肿形成后疼痛消失。可触及不规则团块,或多发囊性结节,重者累及全乳,以外上象限为重,局部增厚的组织与周围组织分界不清,月经期后局部的肿块仍然存在。

（二）护理评估

1.一般情况

观察生命体征有无异常,询问患者有无过敏史、家族史。详细询问月经史,以便安排手术时间避开月经期。

2.专科情况

(1)肿瘤的发现时间、大小、生长速度、生长部位。

(2)有无疼痛及乳头溢液的情况、溢液的量及颜色等。

(3)老年患者有无基础病、手术的耐受性等。

3.辅助检查

(1)钼靶 X 线检查:良性病变块影密度均匀,周围常有一透亮度较高的脂肪圈。

(2)活体组织切取检查:可直接切除肿块行病理切片或术中冰冻切片检查。

(3)细胞学检查:对溢液涂片行细胞学检查。

（三）护理措施

1.术前护理

术前耐心向患者讲解手术的必要性,详细讲解手术方法,使患者放心手术,解除焦虑。讲解术后注意事项,并告知患者术后护理计划,使之放心。

2.术后护理

(1)切口护理:保持切口敷料整洁、包扎固定好,必要时,用胸带加压包扎,防止出血。

(2)引流护理:保持引流通畅,准确记录引流的量、颜色、性质。每天更换负压吸引器,更换时无菌操作防止引流液倒流。

(3)疼痛护理:观察疼痛性质,如为单纯刀口疼痛可适当给予止痛剂,如胀痛且有压迫感,则应考虑是否有血肿形成,要及时处理。

（四）健康教育

(1)嘱患者早期下床活动,手术后 3 天内患侧肢体避免上举及剧烈运动,防止出血。

(2)告知恢复期注意适当锻炼,活动适度。

(3)告知患者一般 1 个月后复查,并教会患者自查乳房的手法,如有硬结,到医院检查。

七、乳腺癌患者的护理

乳腺癌是女性很常见的恶性肿瘤之一。在我国占全身各种恶性肿瘤的 7%～10%,仅次于子宫颈癌,但近年来乳腺癌的发病率呈上升趋势,有超过子宫颈癌的倾向。部分大城市报道乳腺癌占女性恶性肿瘤首位。

（一）临床表现

1.早期乳腺癌

患者偶然发现患侧乳房出现无痛、单发的小肿块,随肿瘤增大可引起乳房局部隆起。

2.炎性乳腺癌

局部皮肤可呈炎症样表现,皮肤发红、水肿、增厚、表面温度升高。

3.乳头湿疹样癌

乳头有瘙痒、烧灼感,进而乳头、乳晕皮肤变粗糙和糜烂如湿疹样。

4.查体

肿块质硬、表面不光滑,与周围组织分界不清楚,不易被推动。若累及 Cooper 韧带可使其缩短致表面皮肤凹陷,邻近乳头或乳晕可使乳头扁平回缩、凹陷。如引起淋巴回流障碍时,还可使皮肤呈橘皮样改变。

5.皮肤破损

皮肤可破溃形成溃疡,乳腺癌最初多见腋窝淋巴结转移,可触及肿大淋巴结,质硬、无痛、可被推动,随疾病发展可融合成团,与皮肤或深部组织粘连。

(二)护理评估

1.一般情况

观察生命体征有无异常,详细询问家族史、月经史、过敏史,有无发热、消瘦、虚弱等。老年人有无高血压、糖尿病等病史。

2.专科情况

(1)肿块发现的时间、大小、生长速度、部位、质地、与周围是否粘连、表面光滑度。

(2)乳房外形有无改变,双侧是否对称,乳头是否抬高、内陷,表面皮肤有无橘皮样改变、有无破溃、血性分泌物是否恶臭。

(3)是否有乳头溢液,分泌物性质、量、气味等。

(4)是否有腋窝淋巴结肿大,淋巴结肿大早期为散在、质硬、无痛、易推动的结节,晚期则相互粘连融合,甚至与皮肤或深部组织粘连。

3.心理状态

患者对疾病认识情况,是否接受手术等。

4.辅助检查

(1)乳房 X 线摄影检查:钼靶 X 线摄影显示恶性肿块影多不规则或呈分叶状,乳腺癌呈现密度增高影,边缘呈针状、蟹爪状改变,肿块内或肿块旁出现微小钙化灶,局部皮肤增厚。

(2)超声检查:B 超可显示肿瘤边缘不光滑,凹凸不平,无明显包膜组织或皮肤呈蟹足样浸润,内部多呈现低回声区改变,腋下可探及淋巴结肿大。

(3)细胞学穿刺检查:穿刺吸取物涂片观察,诊断迅速,阳性率较高。

(4)活体组织切取检查:这是目前临床上常用的检查方法,即在手术室,局麻下切取肿瘤及周围部分组织,送病理做冰冻切片,根据病理结果决定手术方式。

(5)近红外线乳腺扫描:凡乳腺触及肿块者,可显示中央深、边缘浅的灰影,灰影周围血管丰富,血管中断、迂曲。

(三)术前护理要点

1.心理护理

乳房是女性性征之一,因术前患者对癌症有恐惧感、对手术害怕、对预后恐惧及对根治术后胸部形态改变存在担忧,故应多了解和关心患者,倾听患者的想法和要求,加强心理疏导,向患者和家属解释手术的必要性和重要性,解除其思想顾虑。介绍患者与曾接受过类似手术且已痊愈的妇女联系,通过成功者的现身说法使其相信一侧乳房切除将不影响正常的家庭生活、工作和社交;告知患者今后行乳房重建的可能,鼓励其树立战胜疾病的信心,以良好的心态面对疾病和治疗。

2.术前常规准备

(1)术前 1 天皮肤准备:备皮范围是上自锁骨上部、下至髂嵴,自健侧腋前线或乳头线、后过背正中线,包括患侧上臂和腋下。若手术时需要植皮,应同时做好供皮区的皮肤准备,由于乳头、乳晕部位皮肤不甚平滑,更要注意清洁,并避免割伤皮肤。操作时动作要轻柔,以免疼痛。

(2)术前 1 天根据医嘱交叉配血,做好药物过敏试验。

(3)术前禁食 12 h,禁水 4 h;术前晚保持充足的睡眠,必要时口服镇静药物。

(4)术前半小时肌内注射苯巴比妥钠 0.1 g,阿托品 0.5 mg。

3.术前适应性训练

(1)术前 3 天指导患者进行腹式呼吸的锻炼。具体方法:患者取立位、平卧位或半卧位,两手分别放于前胸部和上腹部。用鼻缓慢吸气时,令膈肌最大限度地下降,腹肌松弛,膈肌随腹腔内压增加而上抬,推动腹部气体排出,手感到腹部向上抬起。呼气时用口呼出,腹肌收缩,膈肌松弛,膈肌随腹腔内压增加而上抬,推动肺部气体排出,手感到腹部下降。

(2)指导患者掌握在床上使用大、小便器的方法。

4.注意事项

(1)在健侧行 PICC 术,上肢在 24 h 内应限制剧烈活动,指导患者做握拳运动。

(2)如病情允许,术前晚上可进行个人卫生清洁。

(四)术后护理要点

1.全麻苏醒期的护理

(1)清醒前:①采取去枕平卧位,头偏向一侧。②清除口咽内分泌物,保持呼吸道通畅,防止呕吐误吸引起窒息。③注意观察瞳孔的对光反射是否恢复,以判断患者麻醉清醒的状况。

(2)清醒后:①血压平稳后改为半卧位,利于呼吸和引流。②评估疼痛程度,必要时遵医嘱给予镇痛药。③心理护理,主动到床前关心患者、细心照顾患者,通过亲切的语言、行为来表达对患者的同情、关怀和问候,有的放矢地进行心理疏导。

2.病情观察

(1)密切监测患者生命体征的变化。

(2)扩大根治术注意患者的呼吸情况,及时发现有无气胸,鼓励患者做深呼吸,防止肺部并发症。

3.饮食护理

术后 6 h,若无恶心、呕吐等麻醉反应,可给予流质饮食,如豆浆、米汤、面汤、牛奶等;术后第 1 天可给予半流质饮食,如八宝粥、豆腐脑、鸡蛋羹、烂面条等,以后渐恢复正常饮食,应给予高热量、高蛋白质、高维生素饮食,以促进伤口愈合,身体康复。

4.疼痛的护理

为使患者不被疼痛困扰,有良好的休息和睡眠,术后短时间内适当应用哌替啶,必要时可重复给药。另外,可使用分散患者注意力的方法减轻患者疼痛。

5.胸部锻炼的指导

鼓励患者深呼吸,并使用有效咳嗽排痰的方法,必要时更换体位。对于痰液黏稠者给予雾化吸入,也可使用电振动叩击排痰。

6.患肢的护理

(1)观察皮瓣颜色及创面愈合情况并记录。注意伤口敷料,用胸带或弹力绷带加压包扎,保持患侧手臂血液循环通畅及淋巴回流通畅。平卧时用软枕抬高患侧上肢20°～30°;半卧时屈肘90°放于胸腹部,以预防或减轻上肢水肿。同时,注意患者卧位舒适。

(2)严密观察患侧上肢皮肤颜色,温度、脉搏等。

(3)避免在患肢手臂测血压、输液、注射及抽血。

(4)嘱患者术后3周内患侧不要承担1 kg以上重物,伤口愈合后也应避免患侧肩部承担超过体重1/4的重物。

(5)在护士的指导下循序渐进地实施功能锻炼。①术后24 h开始,指导患者伸指握拳动作,以活动腕关节。每天4次,每次10下。②术后2～3天,做前臂伸屈运动,前伸小于30°,后伸小于15°,坐位练习屈肘屈腕。每天4次,每次10下。③术后4～5天,练习患侧上肢摸同侧耳郭、对侧肩。④术后5～7天,患侧上肢慢慢伸直、内收、屈曲肩关节,抬高90°。⑤术后7～10天,练习手指"爬墙"运动,直至患侧手指能高举过头,自行梳理头发,功能锻炼应循序渐进,并避免用患肢搬动、提拉重物。

7.引流管的护理

(1)观察引流液色、质、量并记录,注意有无出血。

(2)妥善固定引流管,患者卧床时固定于床旁,起床时固定于上衣。

(3)保证引流通畅和有效的负压吸引,连接固定,定时挤压引流管或负压吸引器。

(4)引流过程中若有局部积液、皮瓣不能紧贴胸壁且有波动感,应报告医生,及时处理。

(5)一般术后1～2天,每日引流血性液体50～100 ml,并逐日减少。术后3～5天,皮瓣下无积液、创面与皮肤紧贴,引流量小于10 ml即可拔管。若拔管后仍有皮下积液,可在严格消毒后抽液并局部加压包扎。

8.并发症的护理

(1)患侧上肢肿胀:为乳腺癌根治术后患侧腋窝淋巴结切除后上肢淋巴回流不畅或头静脉被结扎、腋静脉栓塞、局部积液或感染等因素导致回流障碍所致。①指导患者平卧时用软枕抬高患侧上肢20°～30°,下床活动时,用上肢吊带托扶上肢。②需他人扶持时,应扶健侧,以防腋窝皮瓣滑动而影响创面愈合。③患侧上肢间断向心性按摩可减轻或防止上肢水肿。④肢体肿胀严重者,可戴弹力袖或使用弹力绷带以利于回流。

(2)皮下积液。①严密观察引流管有无堵塞、受压、扭曲、脱出。②观察引流液的性状、颜色和量并记录。③一般情况术后20 h内引流液量不超过150 ml,若术后8 h内引流液量超过100 ml,为红色血性液体,提示有内出血;若引流液量突然减少,提示引流管不通畅。④术后伤口加压包扎,可帮助排出伤口内的积血、积液,包扎松紧要适宜,以不影响患者呼吸为度。

(3)皮瓣坏死:最严重的并发症。①严密观察皮瓣的血供情况。皮瓣缺血时,温度低于健侧,颜色苍白;皮瓣坏死时,颜色呈黑色,皮瓣下有脓性分泌物。②告知患者及家属严格按照护士的指导进行上肢活动。

（五）健康教育

1.活动

术后近期避免用患侧上肢搬动、提取重物。

2.避孕

术后5年内应避免妊娠，以免促使乳腺癌的复发。

3.义乳或假体

出院时暂佩戴无重量的义乳，有重量的义乳在治愈后佩戴。根治术后3个月行乳房再造术。

4.自我检查

定期的乳房自查有助于及早发现乳房的病变。检查最好在月经后的7～10天。自查方法如下。

（1）站在镜前以各种姿势（两臂放松垂于身体两侧、双手撑腰、向前弯腰或双手高举枕于头后）比较两侧乳房大小、形状是否对称、轮廓有无改变、乳头有无内陷及皮肤颜色的改变。

（2）于不同体位（平卧或侧卧），将手指平放于乳房，从外向乳头环形触摸，检查有无肿块。

（3）检查两侧腋窝有无肿大淋巴结。

（4）用拇指及示指轻轻挤压乳头查有无溢液。

5.服用药物

其他根据雌激素、孕激素受体情况，按医生意见是否服用三苯氧胺等药物。

第二节　泌尿生殖系统疾病护理

一、良性前列腺增生患者的护理

良性前列腺增生症（BPH）常简称为前列腺增生，是老年男性常见病，临床表现主要为进行性加重的排尿困难。发病率随着人类寿命的延长逐年增高。

（一）病因及发病机制

病因尚不完全清楚，目前公认老龄和有功能的睾丸是前列腺增生两个主要的发病因素。

男性35岁以后前列腺可有不同程度的增生，多在50岁以后才出现症状。前列腺增生引起症状主要是由于尿道周围前列腺移行带的腺体、结缔组织和平滑肌的增生，增生的腺体逐渐压迫尿道造成梗阻。梗阻的程度与前列腺增生体积的大小不完全成比例，而与增生腺体的位置有关。如果增生的腺体突向尿道，使尿道受压、伸长，导致尿道梗阻而出现症状；如果向外周增生，尤其外周带的增生，尿道梗阻往往不严重，而无明显症状。

尿道梗阻后，排尿阻力增大，膀胱逼尿肌代偿性增生肥厚，膀胱壁出现隆起的小梁，严重时形成假性憩室，残余尿量增加，膀胱内压力升高，可导致尿潴留及充盈性尿失禁，并可继发感染和形成结石，还可引起上尿路积水扩张、肾衰竭。

（二）护理评估

1.一般护理

生命体征,了解患者吸烟、饮食、饮酒等情况,患者平时饮水习惯,是否有足够的液体摄入和尿量。有无高血压及糖尿病病史,以及相关疾病的家族史。

2.专科评估

患者排尿困难程度及夜尿次数,有无尿潴留情况,有无血尿及尿路刺激症状;是否有定时排尿或憋尿的习惯。

（三）非手术治疗的护理要点

1.药物治疗及护理

有效地降低膀胱颈部前列腺的平滑肌张力,减少尿道阻力,改善排尿功能。如阿夫唑嗪、坦索罗辛等。常见不良反应多较轻微,主要是头晕、鼻塞、直立性低血压等。

2.尿潴留护理

解除病因,恢复排尿。如梗阻一时难以解除,应先引流膀胱尿液缓解病情。

(1)耻骨上膀胱区热敷,由于老年人皮肤感觉迟钝,热敷时防止烫伤,多使用干热敷。方法是热水袋内灌入 1/2～2/3 的热水,斜放水袋将气排出,而后拧紧塞子,用布擦干水袋表面的水,倒提起来抖动,检查无漏水后,用布或毛巾包裹好,放于患者小腹部。水温在 50～60℃ 较为合适,热敷时间 15～20 min。使用热敷过程中,应随时检查局部皮肤的变化,如出现发红起疱,应立即停止。

(2)急诊行导尿术,是解除急性尿潴留最简便常用的方法,急性尿潴留首次放尿不超过 500 ml,防止血尿和虚脱。

(3)导尿困难时,可采用粗针头耻骨上膀胱穿刺的方法吸出尿液,暂缓患者的痛苦。

(4)局麻下膀胱穿刺造瘘针行耻骨上膀胱穿刺造瘘术,可永久引流尿液。应保持造瘘管处皮肤清洁,造瘘管管壁清洁,造瘘管每月更换,引流袋每日更换。

（四）手术治疗的护理要点

以经尿道前列腺电切术为例。

1.电切术前护理

(1)准备 5% 甘露醇 10 000～20 000 ml 术中使用。冲洗液温度以 20℃ 为宜。

(2)检查设备,准备术中用物,如冲洗管、尿管及引流袋、无菌巾、手术裤、负极板等。

(3)冲洗液距床高度为 60 cm 左右。

(4)掌握所用电切镜各部件及性能。

(5)电切器械要求用 2% 戊二醛浸泡灭菌 10 h。

2.电切术后护理

(1)密切监测血压及脉搏,记录尿量,维持水与电解质平衡。

(2)注意膀胱引流管是否通畅,以及有无出血,并接以膀胱冲洗液进行密闭式持续膀胱冲洗。以气囊导尿管止血者,观察出血情况及止血效果。

(3)常规应用抗生素预防感染,严格遵守给药时间。

(4)用生理盐水行膀胱持续冲洗时,注意液体的温度和速度;冲洗液色深或有血块时,冲洗速度宜快,冲洗次数要多。覆盖尿道口纱布浸湿时应及时更换,并保持腹部、臀部、会阴皮肤清洁干燥,注意预防湿疹及压疮的发生。

(5)饮食护理:胃肠功能恢复前禁食水,排气后可进流食,1~2 天后如无腹胀可恢复正常饮食。禁辛辣刺激性食物。避免便秘,多进食水果、蔬菜,保持大便通畅。鼓励多饮水,每天3 000 ml 左右,使尿液排出增加,达到自然冲洗的目的。

(6)并发症的观察及护理。

1)出血:密切观察病情变化,监测生命体征,观察并记录冲洗液的量及颜色,根据冲洗液的颜色调节冲洗的速度,颜色深则快。如出现颜色加深,出血量增加,患者烦躁不安、面色苍白、血压下降、心率增快等休克早期表现时应及时通知医生,及时给予治疗,必要时输血。

2)膀胱痉挛:避免频繁咳嗽,可轻轻按压腹部,效果不佳时可给予止咳药物。指导患者早期离床活动,短暂的步行可有效减少膀胱痉挛发生。避免大便干燥,必要时可给予通便药物口服。疼痛时,热敷膀胱区,使逼尿肌紧张度降低,从而起到缓解膀胱痉挛的作用。必要时遵医嘱口服M 胆碱受体阻滞药,如酒石酸托特罗定(舍尼亭)等,以降低逼尿肌的兴奋性。

3)经尿道电切综合征(TURS):主要是因为术中冲洗液被快速、大量吸收所致稀释性低钠血症、水中毒的一种临床表现。护理中注意观察患者术中及术后有无不明原因的烦躁不安、头痛、恶心、呕吐、呼吸困难、血压升高、心率慢等临床表现,遵医嘱给予吸氧、静脉注射利尿药,纠正低渗、低钠血症,防止脑水肿、心衰、感染。

4)尿失禁:拔除尿管后可出现尿频、尿急及轻度尿失禁,在数天至数周内症状逐渐缓解,恢复正常排尿。一般无须特殊治疗,向患者及家属解释清楚,减轻思想顾虑。个别患者尿失禁时间比较长,可指导患者进行括约肌功能锻炼,方法是吸气时缩肛,呼气时放松肛门括约肌,并配合药物治疗。

5)深静脉血栓形成:因老年患者术中采取截石位,小腿后部长时间受压,易导致下肢与盆腔静脉发生血栓。护理中注意术中置软棉垫,术后应鼓励患者早期下地活动,观察患者下肢有无肿胀、局部胀痛等症状。

6)附睾炎:因术中尿道内细菌逆行感染附睾引起,除给予抗生素治疗外,还可给予局部热敷、托起阴囊、理疗等措施。

(五)健康教育

(1)非手术治疗者,应避免受凉、劳累、饮酒、便秘,以防急性尿潴留。

(2)手术者术后加强营养,进食含纤维多、易消化的食物,保持大便通畅,预防便秘。术后3 个月内为防止继发性出血,避免剧烈活动,如跑步、骑自行车等剧烈活动。同时禁止坐浴、长时间坐冷板凳等。

(3)术后前列腺窝的修复需 3~6 个月,因此此后可能仍会有排尿异常现象,应多饮水,保持小便每日在 2 000 ml 以上,定期化验尿常规,复查尿流率及残余尿量。

(4)指导患者有意识地经常锻炼肛提肌功能,防止溢尿。

(5)前列腺电切除术后常会出现逆行射精,但不影响性生活。少数患者出现阳痿,可采取心理治疗和针对性治疗。

(6)如有连续性大量血尿,必须速来医院处理。

二、泌尿系结石患者的护理

泌尿系结石统称为尿石症,包括上尿路结石和下尿路结石。男、女比例为 3 : 1。我国尿石症多见于南方地区,北方相对少见。上尿路(肾、输尿管)结石发病率明显高于下尿路(膀胱、尿道)结石。

(一)临床表现

1.肾、输尿管结石

(1)疼痛:40%～50%尿路结石有间歇性发作的疼痛史,亦可能持续性疼痛,以患侧腰部酸胀不适为主,也可呈严重刀割样痛。

(2)血尿:疼痛时伴有肉眼或镜下血尿,在疼痛和血尿发作时可见尿内混有沙粒或结石。

(3)尿路梗阻和感染:圆形结石易造成梗阻引起同侧肾积水和感染,梗阻引起的肾积水出现腹部肿块,肾脏及沿输尿管走行部位可有压痛。孤立肾或双肾结石梗阻而引起无尿,可导致急性肾衰竭。

2.膀胱结石

表现为下腹疼痛、排尿困难和血尿。排尿时疼痛明显,并向会阴和阴茎头部放射,常伴有终末血尿。合并感染时出现脓尿,膀胱刺激症状加重;结石嵌顿于膀胱颈部,可发生急性尿潴留。

3.尿道结石

结石多位于前尿道。主要症状是在会阴部剧烈疼痛后出现急性排尿困难,严重者呈点滴状排尿伴尿痛和血尿,可发生急性尿潴留。

(二)护理评估

1.一般情况

生命体征有无异常,询问患者的健康史、家族史、过敏史及饮食习惯。

2.专科情况

(1)用药史:大量应用维生素 C、维生素 D、糖皮质激素及磺胺类药物,可诱发相关结石的产生。

(2)环境因素:肾、输尿管结石在富裕地区较常见,而膀胱、尿道结石则在贫穷地区居多。气候干燥、相对湿度过高等均可使结石生成增加。

(三)护理措施

1.非手术治疗护理

(1)促进排石的护理:①鼓励患者多饮水,每日饮水量在 3 000 ml 以上。②指导患者适当活动,促进结石排出。③指导患者每次排尿时收集尿液并过滤,保留结石以便分析成分。④遵医嘱使用抗生素防治感染。

(2)疼痛的护理:肾绞痛发作时,可遵医嘱注射解痉止痛药物;中医针灸治疗;局部热敷,安排适当卧位,有利于缓解疼痛。

(3)饮食调节:根据结石成分,生活习惯和条件适当调节饮食。

(4)药物治疗。

2.体外冲击波碎石与气压弹道碎石护理措施

(1)禁忌证:①无法纠正的疼痛,有活动性出血者。②妊娠妇女,妇女月经期。③传染病活动期。④新近发生的脑血管疾患,心衰,严重的高血压,肺功能障碍者。⑤病情未控制的严重糖尿病患者。⑥非梗阻性肾功能不全者。⑦急性尿路感染者。⑧有下尿路器质性梗阻存在者。

(2)术前护理:嘱患者在治疗过程中要配合定位,不可移动体位,检查心、肝、肾等重要脏器功能及凝血功能;术前3天内禁食肉、蛋等产气的食物,术前晚服用缓泻剂或灌肠,术日晨禁食、禁水。

(3)术中护理:①首先要消除患者的紧张情绪。②术中密切观察患者碎石中对疼痛的耐受力,及时调节碎石电压。③观察患者生命体征变化。

(4)术后护理:①碎石术后应指导患者多饮水,有利于结石的排出。②碎石后如出现发热、血尿,可给予抗生素和止血药物治疗。③碎石术后排尿时应注意收集尿液,及时了解碎石效果。④再次碎石治疗间隔不应少于7天。⑤注意饮食调节,避免食高钙食品。⑥碎石术后2～3天可逐渐增加活动量,根据患者年龄、性别决定锻炼的强度和方式。如单腿跳跃和跳绳,在床上做左右转和仰卧起坐、倒立动作等。

3.输尿管镜下的手术治疗护理措施

(1)术前准备:①手术区域备皮,并做各种过敏实验准备。②术前6 h禁食、水。③执行术前医嘱,核对各种术前准备医嘱。④给予心理支持,让患者了解手术的方式(讲解方式)及手术目的,配合术前准备,与麻醉科接诊护士交接患者。

(2)术后护理。

1)体位:按不同的麻醉方式给予合适的体位,硬膜外麻醉者去枕平卧6 h给予舒适体位,全麻需患者清醒后待生命体征平稳给予舒适体位。

2)引流管。①留置尿管:保持尿管引流通畅,观察引流尿液的性质及量,尿管护理晨晚各1次,按常规定期更换引流袋,拔除尿管后密切观察患者体温变化。②内支架管:了解患者有无膀胱刺激症状,通过记录24 h尿量,确定内支架引流状况。③伤口引流:保持伤口引流通畅,准确记录引流液的量和性质。

3)生命体征观察:记录24 h的生命体征,观察伤口敷料及引流管引流量。

4)鼓励患者多饮水,每日饮水量为3 000～4 000 ml。

5)输尿管取石术后注意收集排出的尿液,观察取石后的效果。

(四)健康教育

1.对患者进行饮食指导

(1)对与高钙有关的结石患者,限制钙摄入,如豆腐。

(2)对与草酸盐有关的结石患者,限制含草酸盐丰富的食物,如菠菜。

(3)对于尿酸高的患者,多进食碱性食物。

2.向患者明确多饮水的目的

大量饮水可稀释尿液,从而可以有效地延缓结石的增长速度,预防并发症以及手术后结石的再发。同时,大量饮水配合利尿解痉药物,可促进小的结石排出。有尿路感染时尿量多可促进引流,有利于感染的控制。肾绞痛发作时,多饮水可能加剧绞痛,但配合针灸和解痉药物则可帮助结石排出。

3.支架管的护理指导

上尿路切开取石术放置内支架管一般在术后1～3个月取出,在其出院期间指导患者不做剧烈活动,每天保持适度的体育锻炼,如散步、打太极拳等。学会排尿的方法,并嘱患者必须定期复查,按时拔管,防止引流管留置时间过长引起医源性结石的发生。

4.观察

门诊碎石或气压弹道碎石术后指导患者收集24 h尿沉渣物,观察排石效果。每次拍腹部X线片最佳的效果是在清洁灌肠4 h后,可防止肠道气体过多影响X线片的效果。

5.复查

嘱患者定期到医院复查。

三、肾损伤患者的护理

肾损伤主要由于腰部受到外来暴力直接撞击和高处坠落等引起。肾损伤分为开放性和闭合性损伤两类,以单侧闭合性损伤最常见,可合并胸腹部其他脏器损伤或骨骼损伤。

(一)临床表现

1.休克

闭合性肾创伤的休克发生率约为40%,开放性肾创伤的休克发生率可达85%。

2.血尿

有肉眼血尿或镜下血尿,特别是血尿中有条索状血丝者更具有诊断意义。肾盂黏膜撕裂伤,血尿可非常严重。肾脏严重创伤,血液流积于腹膜后间隙、肾蒂伤或并发输尿管断裂、血凝块阻塞输尿管或已处于休克无尿状态,可不出现血尿。

3.疼痛

多数患者有肾区或上腹部钝痛,并可放射到同侧肩部、背部及下腹部。

4.肿块

肾创伤后可因血液或尿液溢出,积存于肾周形成痛性肿块。

5.合并伤

开放性及闭合性肾创伤均有可能合并胸腔脏器、腹腔脏器及脊柱、远处组织创伤。

(二)护理评估

1.一般情况

了解患者生命体征有无异常,询问患者的损伤过程。有无发热和全身中毒症状。

2.专科情况

(1)观察患者有无休克征象,肾损伤出血多或合并其他脏器损伤,常发生休克。

(2)了解患者肾损伤的原因、受伤的时间、受伤时体位、入院时体位、出血情况。

(3)血尿情况:表现为全血尿,肾挫伤时为镜下血尿,肉眼血尿常见于肾重度损伤。

(4)疼痛情况:腰腹部疼痛;凝血块堵塞输尿管可引起肾绞痛;尿液、血液渗漏入腹膜腔,可出现全腹疼痛和腹膜刺激征。

(5)腰腹部肿块的情况:压痛的包块,且有周围腰肌强直。

（6）发热的性质：继发感染、肾周围脓肿或化脓性腹膜炎,出现高热及全身中毒症状。

3.社会心理状况

由于肾损伤多因车祸、坠落等突发事故所致,患者入院后精神紧张、恐惧、焦虑及对环境的陌生和分离感。准确的社会心理状况评估,可为后续治疗和护理时能与患者及时、有效沟通打下基础。

4.辅助检查

尿液检查见尿中红细胞增多,甚至呈肉眼血尿;肾组织损伤时,尿中乳酸脱氢酶含量可增高。血常规、血红蛋白及血细胞比容进行性降低提示有活动性出血。B超、CT、MRI、排泄性尿路造影和肾动脉造影等影像学检查,可显示肾损伤的部位、程度和尿外渗情况。

（三）护理措施

1.密切观察病情、防治休克

对有休克危险的患者,迅速建立静脉输液通道,遵医嘱止血、扩容,必要时输血。严密观察生命体征的变化,每15 min测量1次血压、脉搏、呼吸,同时注意面色及体温的变化,直至生命体征平稳;严密监测腰腹部肿块有无增大,有无邻近脏器损伤的表现;如短期内迅速发生休克或快速输血仍不能纠正休克时,提示有严重的内出血,应随时做好手术准备。

2.心理护理

告诉患者肾损伤与血尿的关系;介绍治疗方法、疗效和注意事项。安慰和关怀患者,消除恐惧心理,鼓励其配合治疗。

3.卧床休息

绝对卧床休息2～4周,待病情稳定、镜下血尿消失1周后方可允许下床活动,3个月内禁做任何重体力劳动及剧烈活动,防止再次损伤组织。

4.尿管的护理

严密观察尿色的变化,如血尿颜色逐渐加重,应考虑有出血的可能,及时报告医生,准确记录24 h尿量及颜色的变化。会阴护理每天2次。

5.饮食护理

嘱其进食易消化、营养丰富的食品,多食水果和含粗纤维多的食物,保持大便通畅,必要时口服缓泻剂,防止因大便干燥致排便时腹部用力而引起再次血尿。

6.镇静止痛

观察患者疼痛的部位及程度,在诊断明确的情况下,可遵医嘱使用镇静剂、止痛剂,并适时调整体位,以缓解患者不适和疼痛。

7.加强基础护理预防压疮的发生

卧床期间应每2～4 h给予翻身,保持床单位清洁。做好生活护理。

8.防治感染

遵医嘱应用对肾无毒性的广谱抗生素,两组抗生素间隔6 h以上。

（四）健康教育

（1）告诉患者绝对卧床休息的必要性和重要性,过早活动易发生再次出血。

（2）出院后3个月内不宜参加体力劳动,可做适量活动。

(3)饮食应选择高蛋白、高热量、富含维生素的食物,保持大便通畅。

(4)多饮水,保持足够尿量(每日 2 500 ml 左右)。

(5)肾切除者忌用肾毒性药物(如氨基糖苷类抗生素和磺胺类药物),以免损伤健肾。

(6)定期复查,以便早发现和处理并发症。

四、肾癌患者的护理

肾癌通常指肾细胞癌,也称肾腺癌。占原发肾肿瘤的 85%,占成人恶性肿瘤的 3%。肾细胞癌在泌尿系统肿瘤中的发病率在膀胱癌、前列腺癌之后,居第三位。

(一)护理评估

1.一般评估

生命体征,心理状态,有无吸烟史等。

2.专科评估

血尿,癌肿侧疼痛性质及程度,有无发热、消瘦等全身症状,有无肿瘤转移症状。

(二)术后护理要点

1.观察病情

术毕患者回病房后,监测患者血压、脉搏、呼吸、意识、尿量,每 15～30 min 1 次,平稳后 1～2 h 1 次,并记录。观察术区敷料有无渗出,渗出较多及时报告医生并根据医嘱应用止血药物,术区使用腹带固定,减少腹部切口张力。

2.体位

全身麻醉未清醒时取平卧位,头偏向一侧,麻醉清醒后血压平稳可取半卧位。

3.饮食

禁食,禁食期间给予补液,待肠蠕动恢复并有肛门排气后,可开始进少量流食,以蛋汤、菜汤、藕粉为佳,避免易产气的食物,如牛奶;1 天或 2 天如患者无腹胀可给予半流食,如稀饭、馄饨、面汤等;3 天或 4 天可摄入高蛋白、高维生素,易于消化的食物,忌生硬、油炸等辛辣刺激性的食物。

4.腹腔引流管的护理

妥善固定引流管,保持引流通畅,避免扭曲、打折、受压,经常挤捏引流管,防止血块堵塞。观察引流液的颜色、性状和量。

5.记录

准确记录 24 h 尿量,了解健侧肾脏功能。如发现尿量异常及时报告医生处理。

6.早期活动

麻醉清醒后,嘱患者床上翻身活动,24 h 后坐起,如术区疼痛剧烈可至 48 h 后下床活动,以促进排气及预防肺部并发症。

7.口腔护理

术后一旦患者发生呕吐,立即清理口腔等处的呕吐物,以免因口腔内残存物造成误吸。对禁食、生活不能自理的患者要做好口腔护理,对术后可坐起患者,协助自行刷牙漱口,保持口腔清洁,以防口腔炎。

8.尿管的护理

卧床时尿管挂于床边(距地面大于 10 cm),下床活动时别于膝上 10 cm 的外裤上。每日用淡碘伏液行会阴冲洗 1 次并更换尿袋,预防尿路感染。

9.排便护理

进食 3 天未排便者,如无禁忌,可给予开塞露塞肛或服用缓泻药。

10.心理护理

根据患者心理特点实施,帮助其树立信心,配合治疗。

11.术后并发症的观察和护理

(1)出血:手术后 24～48 h 内易发生出血等并发症,出血时患者会出现面色苍白、出冷汗、脉搏细数、血压下降或脉压缩小,伤口有渗血,引流液为血性,每小时出血量＞200 ml,或同时出现腹胀。一旦出现上述情况,应及时报告医师,积极配合抢救。

(2)切口裂开:营养状况差、低蛋白血症及腹胀患者,手术后易发生切口裂开。应给予切口减张缝合,咳嗽时用双手保护伤口,经常调整腹带的松紧度等预防措施。有慢性咳嗽患者做好相应处理,便秘者口服缓泻药以保持大便通畅。

(3)预防坠积性肺炎:鼓励、指导患者深呼吸,有效咳嗽,咳嗽时按住伤口减轻疼痛。常规予拍背及雾化吸入,利于痰液咳出。

深呼吸和有效咳嗽:患者取坐位,双脚着地,身体稍前倾,双手环抱一个枕头,有助于膈肌上升;进行数次深而缓慢的腹式呼吸,于深吸气末屏气。然后缩唇,缓慢地通过口腔尽可能地呼气;再深吸气后屏气 3～5 s,从胸腔进行 2～3 次短促有力的咳嗽。

拍背:患者取坐位或侧卧位,叩击者的手指指腹并拢,使掌侧成杯状,以手腕力量,由肺底自下而上、由外向内迅速而有节律地叩击,每一肺叶叩击 1～3 min,120～180 次/分。

(三)健康教育

1.康复指导

保证充分的休息,适度身体锻炼及娱乐活动,加强营养,增强体质。

2.定期检查

本病的近、远期复发率均较高,患者需定期复查 B 超、CT 和血/尿常规,有利于及时发现复发或转移。

五、肾移植患者的护理

肾移植技术是将供体的肾脏通过手术的方式移植到终末期肾病患者身体的某一部位(常选择右髂窝)。迄今全球接受肾移植的患者已超过 50 多万例次,位居大器官移植数的首位,随着免疫抑制药物的发现发展,移植肾存活率明显提高。

(一)适应证与禁忌证

1.适应证

(1)任何原因所致的终末期慢性肾病均可接受同种肾移植作为替代治疗。

(2)肾移植年龄一般认为 15～50 岁比较理想。

(3)有慢性感染者,如骨髓炎、结核、溃疡病、糖尿病等接受治疗并完全控制病情者。

(4)免疫学检查中受者与供者的 ABO 血型相同或相容,HLA 位点相配越多越好,PRA、淋巴毒细胞交叉配合实验为阴性者。

(5)透析后血肌酐低于 550 pmd/L,血红蛋白 70～80 g/L,24 h 尿量 1 000 ml,肾性高血压可以纠正者。

2.禁忌证

(1)恶性肿瘤患者。

(2)有慢性肾外疾病不能控制的,如严重心衰、慢性肺疾病、严重周围血管疾病等。

(3)严重泌尿系先天畸形、凝血功能紊乱患者。

(4)心理精神障碍者、乙醇或其他药物毒品成瘾者。

(二)护理评估

1.一般情况

营养、体重、各系统功能的评估,饮酒吸烟史、近期有无感冒和其他感染,家族中有无出血倾向、肿瘤、过敏史,是否接受过肾移植手术。

2.专科情况

(1)评估心理状况是否适合接受肾移植手术。

(2)评估供者是否符合捐肾条件。

(3)评估免疫学检查结果对移植物是否发生排斥反应。

(4)评估胃肠道情况有无发生应激性溃疡的可能。

(5)根据血液、尿液分析和排泄情况评估肾功能。

(三)护理措施

1.术前护理

(1)患者护理。

1)心理护理:根据患者的文化背景有针对性地指导患者了解肾移植手术的基本知识和手术前后注意事项,介绍成功的例子,减轻患者对手术的恐惧与不安,增强患者的信心,争取患者的主动配合。

2)积极预防感染:根据医嘱,术前对患者实施保护性隔离并应用抗生素治疗,通过透析治疗改善患者氮质血症,水电解质平衡紊乱等机体的不良状况。

3)抗排斥准备:术前服用免疫抑制剂,必要时加服制酸剂,防止急性排斥反应和应激性溃疡的发生。

4)身体状况的准备:术前应积极纠正贫血、低蛋白血症,必要时输全血、白蛋白,并以高蛋白、高糖、高维生素、低盐的饮食为主。术前 1 天测体重、进少渣饮食,术前晚、术晨清洁灌肠,术晨禁食、水,保证患者睡眠充足。

(2)病室准备与消毒。

1)病室的准备:摇床 1 张,漱口液 1 瓶,体温计 1 支,引流袋、安全别针各 3 个,10 000 ml 贮尿瓶 1 只(或精密尿液贮量器),量杯、尿比重计各 1 只,听诊器,紫外线灯(或高效紫外线空气消毒机 1 台),抢救器材,心电监护仪,吸引器,氧气。

2)隔离区安置:隔离衣柜、鞋柜、洗手池、洗手消毒液、消毒口罩、帽子、人工呼吸机。

3)病室消毒:床单位及患者衣物及腹带等物品用床单位臭氧消毒机(或高压蒸汽灭菌)消毒。病室设施表面用1∶1 000含氯消毒液擦拭。病室空气采用高效紫外线空气消毒机或紫外线灯消毒。

2.术后护理

(1)监测生命体征。①测量血压、脉搏、呼吸、血氧饱和度,1次/时,连续3天。②心血管疾病患者术后心电监护48~72 h。监测血压的目的在于防止高血压导致心力衰竭、脑血管意外、低血压等因血容量不足而致的急性肾小管坏死。

(2)多尿期的观察与护理:多尿期一般发生于术后24 h内,每小时尿量可达800~1 200 ml,因此,护士应严密观察水电解质的平衡,每小时记录尿量与尿比重。根据尿量来控制补液量,以维持水电解质平衡,做到"量出为入",以预防低钠血症和低钾血症,每小时尿量少于200 ml时,输入量为尿量的全量;每小时尿量为200~500 ml时,输入量为尿量的2/3~3/4;每小时尿量大于500 ml时,输入量为尿量的1/2。

(3)少尿或无尿期的观察和护理:尿量少于30 ml/h,首先应考虑血容量问题,可在短时间内增加液体输入量,若尿量随之增加,考虑少尿为液体不足导致,必须调整输液速度,待血容量补足后再予以利尿药(呋塞米等),尿量即可明显增加;若经上述处理后,尿量仍不增加,且血压有上升趋势,则应减慢输液速度,甚至暂停输液,并进一步寻找少尿或无尿原因。

(4)导管的护理:要保持导尿管和负压引流管通畅,妥善固定,防止扭曲、脱落、堵塞,密切观察和记录引流液的颜色、性质和量。

3.肾移植术后常见并发症的观察与预防

(1)急性排斥反应的观察和护理:肾移植术后最常见的并发症是急性排斥反应,临床上有四大典型症状:体温升高、血压升高、尿量锐减或无尿、移植肾区胀痛。早期发现排斥反应是提高移植肾存活的重要护理内容。

1)术后重点评估患者的生命体征变化,及时了解患者的腹部体征,对自述伤口疼痛的患者,应密切观察其移植肾区有无异常改变,在未确诊疼痛性质前禁用止痛药物。

2)评估各引流管的引流液的性质,准确记录引流量,尤其是加强移植肾支架管的护理,确保引流通畅。

3)行冲击治疗的过程中应密切观察患者的全身情况,了解有无消化道溃疡、慢性感染灶的存在,注意指(趾)间隙、口腔、肛周等有无异常。

(2)感染的观察和护理:感染可发生在肾移植术后的全过程,感染是导致肾移植失败的主要原因。

1)肺部感染的预防:每天协助患者翻身、拍背、按压伤口,鼓励患者咳痰;观察患者有无呼吸困难、发绀、皮肤湿冷、甲床苍白等临床表现,并及时给予吸氧;注意痰液的变化,进行痰拭子、咽拭子的细菌、真菌培养有助于肺部感染的诊断。

2)做好口腔护理:观察口腔黏膜是否充血、肿胀、糜烂、溃疡及颜色异常。口腔黏膜或咽部有广泛弥散的白色小点,常为白念珠菌引起;金黄色葡萄球菌、链球菌、肺炎双球菌感染则表现为口腔黏膜表面充血和糜烂,可引起化脓性腮腺炎。漱口水的选择应根据口腔pH而定,pH高,易发生细菌感染,适用复方替硝唑液或1%呋喃西林漱口液;pH低,易真菌感染,以1%

过氧化氢溶液或 1‰～3‰碳酸氢钠溶液为宜。

3)严格各项消毒隔离制度:完成各项侵入性操作时应注意无菌操作,避免交叉感染。

(3)出血:出血是肾移植术后早期常见的并发症,多发生在术后 1～2 天。表现为伤口渗血,负压引流管持续大量引流出鲜红血液,严重时血压下降,甚至休克。应严密监测患者生命体征变化;注意引流液的颜色、量及性质;补充血容量,静脉输注全血及羟甲淀粉,维持血压在正常范围;观察尿量变化,若尿量每小时＜30 ml,提示肾血流灌注不足,应防止休克的发生。

(4)移植肾自发性破裂:表现为移植肾区突发剧痛,血压降低及尿量减少。患者应严格卧床休息,对突发性右下腹痛的患者要注意其移植肾大小、质地、腹部有无隆起及生命体征的变化,如血压下降、尿量减少,应立即通知医师。

(5)尿瘘:多发生于术后 10～15 天,临床表现为引流液量显著增多,且颜色为淡血性,而患者少尿,静脉内注入靛胭脂后引流液呈蓝色,尿瘘的诊断即可成立。术前要积极预防和治疗尿路感染;强化血液透析,改善全身情况;保持移植肾输尿管支架和气囊导尿管的引流通畅,防止脱落。

4.肾移植术后营养

肾移植术后由于免疫抑制剂的长期应用,不同程度地影响机体代谢,饮食护理对预防和减少免疫抑制剂引起的并发症,维持人体的健康起着重要作用。

(1)钠盐的摄入:除多尿期外,术后早期及康复期均需低盐饮食,每天供给食盐 3～4 g 或酱油 15～20 ml。如无高血压、水肿、尿少等表现可适当增加食盐量,每天 6～8 g。腹泻、多尿时可给予正常食盐饮食,防止低钠血症。

(2)糖的摄入:皮质激素可诱发高血糖,多食单糖和多糖及其制品易使血糖升高,患药物性糖尿病,因此,中药板蓝根、茵陈、复方联苯双酯颗粒剂等慎用。新鲜水果每天 150～200 g,一般不超过 250 g。

(3)蛋白质的摄入:免疫抑制剂加速蛋白质分解,抑制合成,使蛋白质消耗增加,故应适当增加蛋白质的供给量,成人 1～1.2 g/(kg·d)(感染和排斥反应除外),儿童为 2～3 g,孕妇、哺乳期妇女、营养不良及有其他消耗性疾病者可增加到 1.5～2 g。移植术后即使肾功能正常,仍需注意不要过量摄入蛋白质,增加肾脏负担。豆制品属植物蛋白,生物价值较低,故患者禁食。

(4)脂类的摄入:免疫抑制剂可引起高脂血症致动脉硬化,应忌油腻食物,少食油炸食品,限制含胆固醇食物摄入,增加纤维素的供给。

(四)健康教育

(1)遵医嘱定期复查是确保移植肾长期存活的首要前提。

(2)按时定量正确服用免疫抑制剂是确保移植肾长期存活的基本条件。

(3)做好体温、血压、体重、尿量和饮水量的记录,是确保移植肾长期存活的整体要求。

(4)患者及家属正确了解排斥反应的早期症状是促进移植肾长期存活的有力保障。

(5)生活要规律,饮食要合理,避免腹外伤,防止肾破裂。生活态度要积极乐观,一般术后 3～6 个月可参加学习或轻体力劳动,主动与病友保持密切联系,相互交流自我护理经验,可以更好地促进移植肾的长期存活。

第三节　骨科疾病护理

一、股骨颈骨折患者的护理

股骨颈骨折是指股骨头下至股骨颈基底部之间的骨折。多发生于老年人,以女性为多。常出现骨折不愈合(约 15%)和股骨头缺血性坏死(20%～30%)。

股骨颈骨折指股骨头下至股骨颈基底部之间的骨折,是下肢常见骨折之一。股骨颈骨折常发生于中老年人,平均年龄在 60 岁以上,其发病率为老年人骨折总发病率的 68.41%。少数青壮年的股骨颈骨折,则由强大的直接暴力致伤。临床治疗中存在骨折不愈合(15%左右)和股骨头缺血性坏死(20%～30%)两个主要问题。

(一)临床表现

1.疼痛

患侧髋部疼痛,活动时明显加重。

2.肿胀

腹股沟韧带下或大粗隆部有肿块、瘀斑。

3.畸形

患肢多有轻度屈髋、屈膝及外旋畸形。

4.功能障碍

移位骨折患者在伤后不能坐起或站立。但也有一些无移位的线状骨折或嵌插骨折患者,在伤后仍能走路或骑自行车。

5.患肢短缩

移位骨折远端受肌群牵引而向上移位,因而患肢变短。

(二)护理评估

1.全身情况

脉搏、血压是否正常,观察指甲、皮肤颜色,以了解末梢循环,从而判断是否有全身情况的改变。

2.专科情况

(1)患肢是否呈内收、外旋和缩短畸形,大转子是否向上移位。髋关节活动是否受限。是否有髋前方的压痛,叩击大转子或足跟时,是否有髋部疼痛加剧。

(2)受伤史:受伤时的体位,伤后立即发生的功能障碍及其发展情况、急救处理的经过等,以明确外力的方式,性质,推断骨折的类型及伤情。

3.辅助检查

X 线检查可了解骨折部位和类型。

（三）非手术治疗护理要点

1.牵引的护理

（1）骨牵引：密切观察患者全身情况，加强护理，牵引的重量为体重的1/7，不可随意加减或移去，随时检查牵引力线有无偏移，要求牵引绳与患肢长轴成平行线，抬高床尾20～25 cm，牵引装置勿受压，牵引砣勿拖地，保持有效牵引，针眼处用碘仿纱布敷盖，预防感染。牵引期间要保持患肢外展中立位，防止腓骨小头受压引起腓总神经损伤而引起足下垂。鼓励患者上身及健肢在床上运动，防止压疮。

（2）皮牵引：皮牵引者抬高床尾10～15 cm，注意牵引套有无松动滑脱，避免压迫足内外踝，并要注意松紧适中，牵引套内垫毛巾以预防压疮。作为临时牵引措施，牵引重量不能太重，注意观察体位及牵引力线。

（3）注意事项：牵引过程中要注意观察伤肢末梢的血液循环、感觉、皮肤温度；定时测量双下肢的长度，避免过度牵引。

2.抗外旋鞋的护理

选择合适的鞋码，内垫毛巾以预防压疮，嘱患者不能随意脱去，并保持足跟悬空，每2 h打开外旋鞋，受压部位涂抹赛肤润并给予按摩。两大腿中间置一软枕，保持伤肢外展中立位，防止伤肢内收或外旋。

3.饮食护理

持续牵引者，卧床时间长，老年人胃肠蠕动慢，极易造成消化功能减退。饮食宜清淡，进食高蛋白、高维生素、高纤维素、高矿物质食物，如米粥、鱼汤、骨汤、牛奶、豆制品、动物肝脏及新鲜蔬菜、水果等，适量补给维生素D，以利于钙的吸收，有效预防骨质疏松。

4.皮肤的护理

骶尾部及足跟部极易发生压疮，特别是老年、尿失禁患者。保持床褥平整干燥，每2 h做1次骶尾部皮肤护理，先做抬臀训练10～20次，温热毛巾擦拭骶尾部后保持皮肤清洁干燥，局部涂抹赛肤润，以防压疮。

5.心理护理

老年人股骨颈骨折后生活不能自理，耐受性差，有时不配合治疗与护理。针对老年患者的思想变化及悲观失望情绪，护士应及时给予安慰和鼓励，和他们亲切交谈，并介绍典型病例，打消其思想顾虑，积极配合治疗，树立战胜疾病、早日康复的信心。

6.功能康复训练

（1）骨牵引期间的功能训练：骨牵引早期，由于克氏针眼的疼痛，可轻微做股四头肌和膝关节按摩。3～5天后，做被动髌骨松动训练，并指导患者做股四头肌主动舒缩训练、股四头肌的等长收缩，踝关节跖屈、背伸训练，以防下肢静脉血栓、足下垂、肌肉萎缩、关节僵硬等；双上肢可以利用拉环抬起上身，还可以做肩、肘、腕关节的各种功能训练。

（2）去牵引后的功能康复训练：首先进行股四头肌舒缩训练，然后用连续被动运动机（CPM机）进行膝、髋关节的功能康复训练，从45°开始，每隔2天增加10°，每天训练2次，每次30 min。健肢可进行直腿抬高，膝、髋关节的屈曲伸直运动，也可以用脚使劲蹬床尾。指导患者正确用拐，持拐步行顺序：身体稍向前倾，拐→健腿→患腿→拐。

（四）手术治疗护理要点

1.术前护理

（1）一般护理：充分做好术前检查，术前1周应用便盆训练患者在床上大、小便，以防术后因不习惯而引起尿潴留和便秘。

（2）评估全身情况：准确评估患者术前健康情况，详细询问患者既往病史，了解术前髋关节功能及对手术的耐受性，有吸烟、饮酒史者，嘱术前戒烟、戒酒。

（3）心理护理：患者因担心术后效果及患肢能否痊愈，常感焦虑、恐惧，让患者解除思想顾虑，消除紧张情绪，积极主动配合治疗和护理。护士应该多关心患者及患者家属，让患者及其家属了解该手术的必要性、可行性及优越性，为患者介绍手术成功的病例及手术方法、手术操作者的技术等，增强患者战胜疾病的信心。

（4）肢体及关节功能锻炼：教会患者做一些力所能及的功能活动，如股四头肌等长舒缩运动（踝关节背屈，绷紧腿部肌肉10 s后放松，再绷紧再放松，反复进行，20～30次/组，3组/天）。同时进行踝关节足趾的屈伸功能锻炼，防止出现肌肉萎缩或关节僵硬。

（5）术前准备：根据医生医嘱常规进行术前准备工作。

2.术后护理

（1）搬运：术毕回病房时，应在医生的指导下进行搬运，有专人保护患肢，严防髋关节脱位或骨折部位再移位。

（2）一般护理：术后根据医嘱测量患者生命体征，注意观察血氧饱和度及尿量、伤口出血情况，要警惕潜在失血性休克，有异常及时报告医生，及时处理。

（3）体位。

1）术后平卧6 h，保持正确的体位，髋关节轻度外展15°～30°，两腿之间夹枕头。

2）做到三防：一防过度屈曲和伸直，术后在膝关节下垫一软垫；二防内外旋，术后穿抗外旋鞋或下肢皮牵引，保持外展30°中立位；三防内收，两腿之间放一软枕，肢体外展位。

3）正确的翻身方法：向术侧翻身时，应伸直术侧髋关节，保持旋转中立位；向健侧翻身时，也应伸直患侧髋关节，两腿之间加软枕，防止髋关节内收，同时伸直同侧肢体，以便用手掌保护髋关节后方，以防引起假体脱位。

（4）引流管的护理：术后切口一般采用负压引流。按无菌技术将引流管接无菌负压引流瓶（袋），妥善固定，防止移位、扭曲、受压、脱落。术后1～2天内，特别是24 h内要密切观察引流液的颜色、性状和量。色浓，示含血红蛋白多；量多，提示有活动性出血。准确记录引流液的量，术后24 h量一般不超过500 ml。注意保持负压引流管的通畅，引流液多时要及时倾倒。保持引流装置的负压状态，防止引流液倒流。引流管一般术后放置48～72 h，当引流量＜50 ml时拔除。如引流量较多，可根据情况适当延长1～2天。

（5）疼痛的护理：术后24 h内患者疼痛较剧，疼痛可影响患者的生命体征平稳、饮食、睡眠和休息，从而影响伤口愈合，同时也可影响患者的康复锻炼。故应重视术后的疼痛控制，积极采取镇痛措施，适当应用镇痛药或术后使用镇痛泵。术后3天仍疼痛较剧者，抬高患肢利于静脉血回流，避免患肢肿胀而致的胀痛。

（6）预防并发症的护理。

1)预防感染:感染多发生在术后早期,是造成手术失败的主要原因之一。感染一旦发生,处理困难,致残率高,并有较高的病死率。术后应保持切口敷料清洁干燥,换药时严格无菌操作,严密观察体温变化并及时报告医师。手术后由于手术部位的无菌性坏死性物质的吸收引起的吸收热,体温往往会升高,但一般不超过38℃,体温多在1周内恢复正常。如果患者的体温持续升高或恢复正常后再次升高,出现"双峰热",这时要警惕感染的发生。

2)预防下肢静脉血栓:髋关节置换术后下肢深静脉血栓形成的发生率很高,血栓脱落后可发生肺、脑栓塞,高龄、肥胖、心功能不全、长期卧床制动等是静脉血栓的危险因素。①术后应注意严密观察患者的神志、反应灵敏度、呼吸、肢体血供及皮色、皮温是否正常,有无疼痛、肿胀及触及条索感等。②指导患者做踝关节背伸和跖屈运动,以及股四头肌舒缩锻炼,每日督促按计划进行。③应用抗血栓药物,如低分子量肝素钙5 000 U皮下注射每天1次;低分子右旋糖酐500 ml静脉滴注,每天1次;利伐沙班100 mg口服,每天1次。④抗血栓泵每天2次,每次30 min。

3)预防髋关节脱位:由于手术破坏了髋关节正常结构,术后易发生脱位,向患者及家属强调患肢保持外展中立位和穿抗外旋鞋的重要性。①护士应定时观察患肢的体位,发现问题及时改正。②引流管拔除后,伤口无出血情况,应鼓励患者尽早坐起,坐起时应避免髋屈曲超过90°。③患肢穿抗外旋鞋,保持外展30°中立位,两大腿之间可放置一软枕,防止患肢外旋、内收。④术后放置便盆时应注意保护患侧髋关节,防止脱位。生活中应避免容易脱位的危险动作,譬如盘腿、跷腿、下蹲、坐矮凳或软沙发等。

(7)功能锻炼:患者行人工髋关节置换术后,早期进行功能锻炼能取得较好的效果。

1)手术当日:稍抬高患肢并使患肢保持外展15°~30°的中立位,麻醉清醒后,当生命体征平稳时即可开始踝关节的主动背伸和跖屈活动,每个动作保持10 s,然后放松,重复练习,每小时10组。

2)术后第1~2天:鼓励患者进行深呼吸、有效咳嗽,防止肺部感染。指导患者进行腓肠肌、股四头肌、股二头肌、臀大肌的肌肉等长收缩练习及踝关节屈伸训练,每个动作保持收缩状态10 s,然后放松,以不感到疲劳为主,循序渐进。

3)术后第3天:继续患肢肌肉训练,拔除引流管后,进行持续被动活动。使用CPM机进行髋、膝关节的被动活动,开始活动度为40°,每次1 h,每天2次。以后每天增加5°~10°,当膝关节的活动达90°时,髋关节超过85°时,不再增加活动度。

4)术后第4~7天:继续患肢肌力训练、起坐及下地行走训练,在床边坐起时应避免髋屈曲超过90°,要注意患肢保持外展,同时要注意观察患者有无不适症状。行走时避免将全身重量放在患肢,使用助行器或拐杖支撑重量,小步行走。

5)术后第8天至出院:继续患肢肌力及步行练习,在患者可以耐受的情况下,加强髋部活动度练习,在髋关节外展的同时做屈曲和伸展活动,循序渐进逐步恢复髋关节功能。

(五)健康教育

(1)教会患者及其家属在家锻炼的方法及注意事项,坚持股四头肌等长收缩运动,踝关节主动跖屈、背伸运动,主动臀肌收缩运动。

(2)避免坐矮凳或软沙发,指导家庭用坐厕,防止身体前倾。

（3）上床患肢先上，健肢随后；下床健肢先下，患肢随后。

（4）上楼梯时健肢先上，拐杖及患肢随后；下楼梯时拐杖先下，患肢随后，健肢最后。

（5）合理饮食，严格控制体重，爱惜假体，延长假体使用寿命。

（6）3个月内避免患侧卧位，术后6个月内要养成睡觉时两腿之间夹一枕头的习惯。嘱患者做到"三不""四避免"：即不过度负重，不做盘腿动作，不做矮凳子；避免体力活动和奔跑等髋关节大范围剧烈活动的项目，避免在髋关节内收、内旋位时从座位上站起，避免在双膝并拢双足分开的情况下身体向术侧倾斜取物或接电话，避免在不平整或湿滑的路面上行走。

（7）术后6周复查X线片，观察假体有无松动，位置有无改变。

二、肱骨干骨折患者的护理

肱骨外科颈下1～2 cm至肱骨髁上2 cm段内的骨折称为肱骨干骨折。发病率占全身骨折的2.6%，多见于青壮年。多为直接暴力或间接暴力所引起，直接暴力多引起粉碎性或横断性骨折，间接暴力多为斜形或螺旋形骨折。肱骨干中下1/3交界处有桡神经通过，故中下1/3交界处骨折易造成桡神经损伤。

（一）临床表现

（1）上臂肿胀，疼痛，缩短或成角畸形。

（2）反常活动与骨擦音。

（3）伴有桡神经损伤时，出现垂腕、掌指关节不能伸直，拇指不能外展，手背桡侧皮肤感觉麻木。

（二）护理评估

1.一般情况

是否有直接暴力撞击上肢；跌倒时肘部或手掌是否撑地；是否有上肢肌肉急剧收缩史和累积性损伤史；伤后的急救处理情况及是否进行临时固定。

2.专科情况

患肢是否肿胀，是否有内收、外展、成角畸形，是否有垂腕征和伸拇及伸掌指关节功能障碍，以确定是否有桡神经损伤。

3.辅助检查

X线检查显示骨折类型和移位情况。

（三）护理措施

1.心理护理

肱骨干骨折，特别是伴有桡神经损伤时，患者心理压力大，应向患者介绍神经损伤修复的特殊性，使患者有充分的思想准备，以预防不良情绪的产生。

2.观察病情

（1）夹板或石膏固定者，观察伤口及患肢的血运情况，如出现患肢青紫、肿胀、剧痛等，应立即松解压迫并报告医生处理。

（2）伴有桡神经损伤者，应观察其感觉和运动功能恢复情况。

（3）如骨折后远端皮肤苍白、皮温低，且摸不到动脉搏动，应考虑有肱动脉损伤的可能。

3.体位

患肢固定后,前臂宜屈曲 90°中立位悬吊于胸前,卧位时,患侧肢体以枕垫起,促进静脉回流,减轻患肢肿胀和疼痛,调整好患肢位置,保持固定位置不变。

4.切口及引流管护理

在无菌操作下接负压引流袋,并观察负压引流液的颜色、性质、量,引流的第一个 24 h 一般应少于 400 ml,48～72 h 少于 20 ml 予以拔除,引流中保持引流管通畅,且无扭曲、压迫。

5.功能锻炼

复位固定后即开始手指主动屈伸运动。2～3 周后进行腕关节、肘关节的主动活动和肩关节的外展、内收活动。4～6 周进行肩关节的旋转活动。

(四)应急措施

肱动脉血栓:常发生于术后 12～72 h,表现为疼痛、皮肤苍白、毛细血管充盈时间延长、远端的动脉搏动减弱或消失等症状。若早期肢体远端动脉搏动良好,而后搏动减弱或消失,应高度怀疑动脉血栓形成,及时汇报医生紧急处理。

(五)健康教育

(1)有夹板或石膏外固定者,教会患者及家属观察患肢血运情况,如出现患肢青紫、肿胀或剧痛等,应立即找医生处理。

(2)告知患者多食高蛋白、高热量、高维生素、含钙丰富的饮食,如牛奶、鸡蛋、虾皮、瘦肉等,以利于骨折愈合。

(3)告诫患者肘关节屈伸活动时要轻柔,避免强力活动。

(4)对伴有神经损伤者,遵医嘱口服营养神经药物。

(5)对桡神经损伤后行外固定者,应确保外固定的稳定,以保持神经断端处于松弛状态,有利于恢复。

(6)遵医嘱复诊。"U"形石膏固定的患者,在肿胀消退后,石膏固定会松动,应来院复诊;悬吊石膏固定 2 周后,来院更换长臂石膏托,继续维持固定 7 周左右。伴桡神经损伤者,定期复查肌电图。

三、锁骨骨折患者的护理

锁骨骨折好发于锁骨中外 1/3 处,儿童多为青枝骨折,成人多为斜行骨折。

(一)病因

间接与直接暴力均可引起锁骨骨折,但间接暴力较多。

(二)临床表现

主要表现为局部肿胀、皮下瘀血、压痛或有畸形,畸形处可触到移位的骨折断端,如骨折移位并有重叠,肩峰与胸骨柄间距离变短。伤侧肢体功能受限,肩部下垂,上臂贴胸不敢活动,并用健手托扶患肘,以缓解因胸锁乳突肌牵拉引起的疼痛。触诊时骨折部位压痛,可触及骨擦音及锁骨的异常活动。幼儿青枝骨折畸形多不明显,且常不能自诉疼痛部位,但其头多向患侧偏斜、颌部转向健侧,此特点有助于临床诊断。有时直接暴力引起的骨折,可刺破胸膜发生气胸,或损伤锁骨下血管和神经,出现相应症状和体征。

（三）护理评估

1.一般评估

生命体征,既往史,家族史,心理及社会支持状况。

2.专科评估

了解受伤原因及受伤的部位和程度;骨折的时间;骨折局部有肿胀、疼痛;患肩下沉,并向内倾斜;患肩及患肢活动障碍;末梢血供感觉运动情况。

（四）非手术治疗护理要点

1.无移位的骨折

对无移位的锁骨骨折可采用三角巾或上肢吊带悬吊2～4周即可。

2.有移位的骨折

有移位的骨折先行手法复位,使患者维持双肩后伸的体位,再用"8"字绷带或锁骨带固定3～6周。注意选择型号适宜的锁骨牵引带,以免牵引带太小引起固定过紧,或牵引带太大引起固定不牢。

3.功能锻炼

固定后即可开始练习手握拳动作,腕关节伸、屈、旋转,肘关节屈、伸活动及肩后伸活动;解除外固定后,开始练习肩关节前屈,肩关节旋转,两臂做划船动作。在内固定或外固定期间禁做肩关节前屈、内收动作。

（五）手术治疗护理要点

1.术前护理

（1）术前准备:完善术前各项检查如 X 线、静脉采血、心电图等。术前行药物过敏试验,术前备皮、禁食 12 h、禁水 4 h。遵医嘱术前 30 min 使用抗生素,以预防感染。

（2）心理护理:耐心向患者讲解手术的目的、必要性及手术治疗的优点。患者情绪稳定,积极主动配合手术治疗。

2.术后护理

（1）生命体征监测:患者术后遵医嘱进行心电监护,术后 8 h 内密切监测患者生命体征的变化,每小时测量血压、脉搏、呼吸 1 次,给予中流量吸氧 6 h。尤其关注呼吸变化,因该手术部位靠近肺尖部。

（2）体位护理:患者返回病房睡硬板床,去枕、采用平卧位,禁止术侧卧位。此时护士应帮助患者将患肢妥善放置在软枕上。术后第 1 天即可下床活动。用上肢吊带悬吊患肢,肘关节屈曲90°,可减少上肢的自然垂力,限制肩和肘关节大范围活动。

（3）观察末梢血供及感觉运动情况:因锁骨下动脉、锁骨下静脉和颈内动脉都在此走行,其中锁骨下静脉被腱膜固定于锁骨,易发生撕裂导致出血,而神经与锁骨中 1/3 接近易受累。因此常规观察患肢的皮肤颜色、温度、感觉、手指的运动、桡动脉搏动等情况,每天 3 次。

（4）观察切口情况:术后 24 h 内,每 2 h 查看 1 次切口,查看伤口敷料有无渗血并记录。如渗血较多,报告医生,及时更换敷料。

（5）饮食:术后 6 h 后无恶心、呕吐,应进全流食;术后第 1 天进清淡易消化食物,以后渐进普食,以含钙丰富、高蛋白、高维生素、高热量食物为主,多食蔬菜、水果,多饮水。保证营养丰富,以增强机体抵抗力。

(6)心理护理:术后应及时向患者解释麻醉反应、手术所造成的相关症状,以及减轻不适的应对方法。及时观察患者的心理状况,关心安慰患者,介绍疾病相关的知识及成功病例,解除患者思想顾虑,消除不良情绪,积极配合治疗护理。

(7)康复指导:术日麻醉消退后即开始指导患者做轻微手指主动屈指伸指活动,25次/组,3组/天。术后第一天指导患者行患肢手、腕、前臂的主动活动及肘关节被动屈曲和主动伸直功能训练,30次/组,3组/天。术后第4天起嘱患者用健侧手托患肢进行肩关节屈伸和收展活动,10次/组,3组/天。2周后可指导患者做肘关节活动及肩关节内收、外展、内旋、前屈等主动功能锻炼,30次/组,3组/天。6~8周后即可做肩关节负重训练。

(六)健康教育

1.正确姿势

多数患者切口拆线即可出院,大部分的功能锻炼在家进行,首先应告诉其保持正确姿势。

(1)患肢用上肢吊带固定于胸前,保持挺胸提肩姿势,双手叉腰以缓解对双侧腋下神经、血管的压迫。

(2)卧位时不用枕头,两肩胛间垫一窄枕使两肩后伸外展,有利于保持良好复位。

2.锻炼目的

锻炼的目的是恢复肩关节的活动度,常用的方法有主动或被动运动、关节主动牵伸运动。站立位上身向患侧侧屈,做肩前后摆动;向患侧侧屈并略前倾,做肩内、外摆动。双手握体操棒或小型哑铃,左、右上肢互助做肩的前上举、侧后举和体后上举运动。还可做肩关节环转运动,两臂做划船动作等。患者进行功能锻炼时不可过于急躁,活动幅度不可过大,力量不可过猛,以免造成软组织损伤。

3.定期复查

术后定期复查X线片,了解骨折愈合情况。内固定物于骨折完全愈合后取出,一般为术后1年取出。

(1)康复过程中出现不适症状如疼痛、肿胀等应及时来院就诊。

(2)主动进行功能锻炼。主动功能锻炼确实有困难时,还可以辅助理疗来弥补主动功能锻炼的不足。

(3)增加与外界的交流,得到他人的认同和关照,有利于患者心理康复和恢复社会化。

四、胫腓骨骨折患者的护理

胫腓骨骨折是指自胫骨平台以下至踝骨以上的部位发生的骨折,占全身骨折的13%~17%,以青壮年和儿童居多。重物直接撞击或车轮碾压等直接暴力,高处跌落、强烈扭转等间接暴力均可造成胫腓骨干骨折。胫骨的前缘与前侧较表浅,骨折容易穿破皮肤,成为开放性骨折。若发生在中下段,易引起延迟愈合或不愈合。

(一)临床表现

1.肿胀

局部充血肿胀,功能障碍。

2.疼痛

局部压痛明显,可有异常活动和骨擦音,易触及骨折端。

3.畸形

局部疼痛有移位骨折者,可有肢体短缩、成角及足外旋畸形。

4.并发症

如伴有血管、神经损伤则可出现患肢远端供血不足、感觉运动障碍、足趾不能背伸、足下垂等;合并小腿骨筋膜室综合征则出现患肢缺血性疼痛、皮肤肿胀出现水泡、肌肉被动牵拉痛、肢体感觉丧失。

(二)护理评估

1.全身情况

脉搏、血压是否正常,观察指甲、皮肤以了解末梢循环,从而判断是否有全身情况的改变。

2.专科情况

(1)伤肢情况是否有缩短、成角畸形,有无足下垂;小腿皮肤有无破损;软组织的肿胀情况;足背动脉的搏动能否扪到。

(2)受伤史:了解受伤时的体位和环境,伤后立即发生的功能障碍、急救处理经过等,以推断骨折的类型及伤情。

3.辅助检查

X线检查可了解骨折类型、移位方向。

(三)护理措施

1.密切观察病情变化

发现肢体远端动脉搏动触及不清、肢端发凉、感觉迟钝、肿胀严重、皮肤颜色改变,应立即通知医生,同时做好切开减压的术前准备。

2.体位

抬高患肢,促进血液循环,减轻水肿。为防止足跟压伤,可在踝部垫小软枕,使足跟悬空。

3.心理护理

介绍骨折的特点及治疗方法,解除患者及家属的顾虑,使患者对疾病充满信心。

4.观察伤口

观察伤口渗血情况及引流液的性质和量,保证伤口敷料清洁干燥无异味。

5.皮肤护理

保持床单位清洁、干燥,2 h按摩受压部位一次。外固定支架术后预防针眼感染,每天用75%酒精或0.5%碘伏消毒针眼2次。

6.功能锻炼

(1)伤后早期,练习股四头肌等长收缩,髌骨的被动活动及足部各关节的活动。

(2)夹板固定的患者,可练习踝关节屈伸活动。

(3)外固定去除后,充分练习各关节活动,逐步下地活动。

(四)健康教育

(1)告知患者进食高蛋白、高维生素、高热量饮食,如排骨汤、鸡汤、甲鱼汤、水果蔬菜,增强抵抗力,促进骨折愈合,有利于功能恢复。

(2)教会患者正确使用双拐。骨折未愈合前,患肢不负重。

(3)定期复查,出院后 3 个月、6 个月、1 年复查 X 线片,以了解骨折愈合情况。

(4)告知患者发现患肢血液循环、感觉、运动等异常时,及时就诊。

五、脊柱骨折患者的护理

脊柱骨折是指脊椎骨的连续性中断,常表现为椎体的压缩,是较为常见的骨折,占全身骨折的 5%～6%,尤其胸腰段脊柱骨折多见。脊柱骨折往往伤情较重且复杂,最常见的并发症是脊髓或马尾神经损伤,脊髓损伤造成的截瘫,可使患者丧失全部或部分肢体功能,严重者可致残甚至丧失生命。

(一)临床表现

(1)有严重外伤史。

(2)局部疼痛和活动受限。

(3)损伤部位的棘突明显压痛,胸腰段损伤时,常有局部肿胀和后突畸形。

(4)有脊髓损伤的相应症状和体征。

(二)护理评估

1.一般情况

血压、脉搏、呼吸、神志及是否有休克和其他危及生命的重要器官损伤。

2.专科情况

患者脊柱局部损伤节段是否有肿胀、皮下瘀斑或皮肤破损以及棘突有无压痛,腰背肌有无痉挛、压痛。有无四肢或下肢的麻木或无力;有无多发伤;有无腹胀;有无尿潴留及便秘等并发症。

3.辅助检查

X 线检查骨折的部位类型、移位程度。

(三)护理措施

1.术前护理

(1)疼痛:剧烈者可使用止痛药。

(2)密切观察其心理变化,耐心讲解手术的目的、必要性及简单过程,使患者主动积极配合治疗。

(3)每 2 h 翻身 1 次,预防压疮,采用轴线翻身法。

2.术后护理

(1)严密观察生命体征并了解术中情况、出血量、检查各管道是否通畅。

(2)密切观察伤口敷料渗血、引流液性质及量并记录,引流管妥善固定,避免扭曲和受压。

(3)术后认真检查患者肢体感觉及运动情况。

(四)健康教育

(1)及时纠正患者对病情的错误判断,使其克服恐惧、焦虑心理,树立信心,正确对待疾病。

(2)指导患者叩击胸部辅助排痰,鼓励患者深呼吸咳嗽。

（3）指导患者及家属参与留置导尿管及排尿功能训练,建立自主性膀胱。

（4）伤后第 1 个月指导患者在床上进行四肢活动及腰背肌锻炼,受伤治疗经过 2～4 个月,脊柱骨折已基本愈合,脊柱也较稳定,即可锻炼起坐,上下轮椅,带支架站立和行走。

六、骨盆骨折患者的护理

骨盆骨折是一种严重外伤,多由直接暴力致使骨盆挤压导致骨盆的完整性和连续性破坏,严重时可伴有腹腔脏器受损。多见于交通事故和塌方,战时则为火器伤。骨盆骨折半数以上伴有并发症或多发伤。最严重的是创伤性失血性休克及盆腔脏器合并伤,救治不当有很高的死亡率。

（一）临床表现

1.疼痛

骨盆局部广泛压痛,活动下肢或坐位时加重。

2.肿胀

会阴部、耻骨联合处可见明显肿胀。

3.瘀斑

会阴部皮肤可见皮下瘀斑。

4.肢体缩短

患侧肢体从脐至内踝长度缩短。

5.合并腹腔、盆腔脏器损伤时,伴有相应症状,如失血性休克、创伤性休克、膀胱后尿道损伤、直肠损伤、坐骨神经损伤等。

（二）护理评估

1.一般情况

社会心理状态,包括饮食、睡眠、对疾病的认识等;受伤情况及生命体征。

2.专科情况

受伤局部是否疼痛、肿胀、有无瘀斑,患侧肢体有无短缩。是否合并其他重要脏器损伤,如肝、脾、胰、肾、胃、肠等。

3.辅助检查

X 线检查骨折的部位、类型、移位程度。

（三）护理措施

1.休克的抢救及护理

（1）快速建立两条或两条以上的静脉通道以迅速扩充血容量。一条为上肢浅静脉,另一条经颈内静脉或锁骨下静脉置入中心静脉导管。

（2）应在受伤后 30 min 内输入平衡液 1 000～2 000 ml,然后输入全血。

（3）保持呼吸道通畅,吸入氧浓度 37％～45％为宜。

（4）每 15～30 min 测量 1 次体温、脉搏、呼吸、血压或持续心电监护,观察并记录体温、脉搏、呼吸、血压、血氧饱和度等变化。

（5）一般每小时测量 1 次尿量和尿比重,严密观察有无血尿。

(6)监测中心静脉压,以准确反映右心前负荷的情况,指导液体输入的量,防止心衰和肺水肿。

(7)严密观察患者,如患者表情淡漠、烦躁、谵妄或嗜睡、昏迷,反映脑部血液循环不良;皮肤苍白、干燥,四肢冰凉说明休克情况仍存在,应及时向医生报告,调整治疗方案。

2.腹腔脏器损伤

患者常表现为腹部压痛、反跳痛、肌紧张和失血性休克,应及时配合医生处理。

3.膀胱或尿道损伤

表现为排尿困难,尿道口有血溢出,会阴及下腹胀痛等。护理要点如下所示。

(1)护士插尿管时动作轻柔,切勿强行插入以免加重尿道损伤。

(2)若导尿管插入深度已达膀胱,但无尿液排出或只有少许血尿,多为膀胱有损伤;或经导尿管注入无菌生理盐水,若排出量减少,可考虑有膀胱破裂的可能。

(3)如尿道口流血,导尿管难以插入膀胱内提示有后尿道损伤的可能。报告医生进一步检查确诊。

4.会阴部或直肠损伤

表现为腹痛及里急后重感或肛门出血。

(1)保持会阴部清洁,便后用温水擦洗。

(2)保持引流通畅,观察伤口分泌物的色泽、气味,必要时送细菌培养或药敏。

5.牵引外固定的护理

骨盆托带悬吊牵引者,托带要保持平衡,以防压疮。托带要离床面约5 cm,并要保证托带宽度、长度适宜。使用便器时,不要解掉托带,可用便器放于托带与臀部中间,大小便污染时要及时更换。下肢牵引者,一般是双下肢同时牵引,双下肢外展中立位。只牵引一侧患肢,容易造成下肢内收畸形,使骨盆倾斜,影响走路的功能。

6.心理护理

护士要与患者谈心,关心患者思想情绪,采用安慰性的语言,使患者处于良好的心境中,与医护人员建立良好的护患关系,以消除其恐惧感,树立其战胜疾病的信心。

7.饮食护理

早期应给予低脂肪、高维生素、高铁、含水分多、清淡、易消化的饮食。后期给予高蛋白、高糖、高维生素、高镁的饮食,以利于骨折修复和机体消耗的补充。食欲不佳者,可少食多餐,以满足机体的需要。

8.皮肤护理

建立皮肤翻身卡,每2 h用50%红花酒精按摩皮肤受压及骨隆突处,或用棉球、气圈垫骨隆突处。保持床单位的清洁平整、无渣屑,大小便后要用温水擦洗。防止受压部位发生压疮。

(四)健康教育

(1)指导患者按计划进行功能锻炼。①骨盆环保持完整的骨折,伤后1周练习下肢肌肉收缩及踝关节屈伸活动,伤后3~4周即可下地行走。②骨盆环完整性遭破坏的骨折,复位3周内应完全卧床休息,1周左右可于膝下置横枕做踝关节和膝关节的屈伸锻炼。6~8周内对骨折无明显移位或轻度移位不需牵引复位者,可在床上做适当翻身活动以避免褥疮;还可做抬腿及抬高骨盆的锻炼;有明显移位的骨折患者,可在患肢牵引下,用健侧下肢及两上肢的协助,做抬高骨盆的锻炼。骨牵引拆除后,可在床上翻身、半坐及扶双拐下床活动,但患肢不负重。伤后 3 个月,扶双拐做部分负重锻炼,并逐渐过渡到弃拐行走,注意行走的步态及坐立姿势,并做下肢的功能锻炼,以逐步恢复正常的步态和坐立姿势。

(2)长期卧床的患者采取舒适卧位,受伤肢体保持功能位。

(3)出院后需继续石膏固定治疗的患者,应向患者及家属详细讲解石膏护理的知识,如石膏保护、石膏清洁、功能锻炼的方法、肢体抬高等,以及可能发生的问题。

(4)生活规律,宜食营养丰富的食物,如牛奶、新鲜蔬菜、水果等。

(5)发现肢体肿胀或疼痛明显加重,骨折远端肢体感觉麻木,肢端发凉,石膏变软或松动等,应立即回医院复查。

(6)术后 1 个月、3 个月、半年、1 年各复查 1 次,如有不适可随时到医院复查。

参考文献

[1]戴波,薛礼.康复护理[M].武汉:华中科技大学出版社,2020.

[2]何雪梅,吴妍.临床护理基本技能[M].重庆:西南大学出版社,2020.

[3]黄俊蕾,赵娜,李丽沙,等.新编实用临床与护理[M].青岛:中国海洋大学出版社,2019.

[4]鞠梅,何平.护理技能综合实训[M].北京:人民卫生出版社,2020.

[5]兰洪萍.常用护理技术[M].重庆:重庆大学出版社,2022.

[6]柳淑芳,秦艺.社区护理[M].重庆:重庆大学出版社,2019.

[7]宋莉娟,朱闻溪,蒋颖.社区护理实践指导[M].北京:人民卫生出版社,2022.

[8]孙冬梅,郑家琼,许亭亭,等.新编临床常见疾病护理[M].青岛:中国海洋大学出版社,2019.

[9]王美芝,孙永叶,隋青梅.内科护理[M].济南:山东人民出版社,2021.

[10]王文姮,金胜姬.护理人文修养与沟通[M].北京:人民卫生出版社,2021.

[11]王锡唯,王春英,陆萍,等.内科护理查房[M].杭州:浙江大学出版社,2019.

[12]吴惠平,罗伟香.护理技术操作并发症预防及处理·第 2 版[M].北京:人民卫生出版社,2023.

[13]谢家兴.康复护理常规与技术[M].北京:人民卫生出版社,2022.

[14]徐洪莲,王静.常见伤口解析与护理[M].上海:复旦大学出版社,2019.

[15]杨桂荣,李新娥,赵明范.急危重症护理[M].武汉:华中科技大学出版社,2019.

[16]于春河,王小明.外科护理创新教材[M].北京:人民卫生出版社,2021.

[17]张文燕,冯英,柳国芳,等.护理临床实践[M].青岛,中国海洋大学出版社,2019.

[18]张晓霞,丁丽丽.外科护理[M].济南:山东人民出版社,2021.

[19]周剑忠,渠海峰,郝春艳.外科护理[M].武汉:华中科技大学出版社,2019.

[20]周晓露,洪爱蓉.护理管理[M].重庆:重庆大学出版社,2019.